Gerhard Bühringer · Markus Gastpar · Werner Heinz
Karl-Artur Kovar · Dieter Ladewig · Dieter Naber
Karl-Ludwig Täschner · Ambros Uchtenhagen · Klaus Wanke

Methadon-Standards

Vorschläge zur Qualitätssicherung bei der Methadon-Substitution im Rahmen der Behandlung von Drogenabhängigen

Ferdinand Enke Verlag Stuttgart 1995

Dr. Gerhard Bühringer, Dipl.-Psych.
IFT Institut für Therapieforschung
Parzivalstr. 25, 80804 München

Die Deutsche Bibliothek – CIP-Einheitsaufnahme

Methadon-Standards: Vorschläge zur Qualitätssicherung
bei der Methadon-Substitution im Rahmen der Behandlung
von Drogenabhängigen / Gerhard Bühringer ... – Stuttgart : Enke,
1995
ISBN 3-432-27071-2
NE: Bühringer, Gerhard

Satz: Photocomposition Jung, F-67420 Diespach/Plaine
Schrift: 10/11 Times, Linotronic 330
Druck: Druckhaus Götz, D-71636 Ludwigsburg

5 4 3 2 1

Methadon-Standards

Experten aus dem Arbeitskreis „Behandlung von Drogenabhängigen" des Wissenschaftlichen Beirates der Bundesärztekammer, der Deutschen Gesellschaft für Suchtforschung und Suchttherapie e.V. und des Wissenschaftlichen Kuratoriums der Deutschen Hauptstelle gegen die Suchtgefahren haben sich im Frühjahr 1993 auf die Besetzung einer Arbeitsgruppe zur Erarbeitung der Standards geeinigt. An ihrer Erarbeitung von 1993 bis 1995 haben mitgewirkt:

- Dr. *Gerhard Bühringer*, Dipl.-Psych. (Federführung)
  IFT Institut für Therapieforschung, München
- Prof. Dr. med. *Markus Gastpar*
  Klinik für allgemeine Psychiatrie der Rheinischen Landes- und Hochschulklinik Essen
- Dipl.-Päd. *Werner Heinz*
  Drogenhilfezentrum Bleichstraße, Frankfurt
- Prof. Dr. *Karl-Artur Kovar*
  Pharmazeutisches Institut der Universität Tübingen
- Prof. Dr. med. *Dieter Ladewig*
  Psychiatrische Universitätsklinik Basel
- Prof. Dr. med. *Dieter Naber*
  Universitätsklinik Eppendorf, Hamburg
- Prof. Dr. med. *Karl-Ludwig Täschner*
  Psychiatrische Klinik des Bürgerhospitals Stuttgart
- Prof. Dr. med. *Ambros Uchtenhagen*
  Sozialpsychiatrischer Dienst der Psychiatrischen Universitätsklinik Zürich
- Prof. Dr. med. *Klaus Wanke*
  Nervenklinik und Poliklinik der Universität des Saarlandes, Homburg/Saar

Aus Termingründen konnten die ebenfalls berufenen Mitglieder *Rolf Hüllinghorst* (Deutsche Hauptstelle gegen die Suchtgefahren) und Prof. Dr. med. *Wolfgang Poser* (Psychiatrische Universitätsklinik Göttingen) an den Sitzungen nicht teilnehmen, haben aber an der abschließenden Formulierung mitgewirkt. In Vertretung von Herrn Prof. Dr. *Poser* hat Frau Dipl.-Sozialwirtin *Ina Siegel* an einigen Sitzungen der Arbeitsgruppe teilgenommen.

Die Geschäftsführung der Arbeitsgruppe und die Schlußredaktion des Textes lag bei Dipl.-Psych. *Jutta Künzel* (IFT).

Die Erarbeitung der Standards wurde durch einen Sachkostenzuschuß des Bundesministeriums für Gesundheit unterstützt.

Die Verantwortung für die Erarbeitung der Standards und für die dabei geäußerten Meinungen liegt ausschließlich bei den Mitgliedern der Arbeitsgruppe. Diese waren nicht als Sprecher der Institutionen tätig, die an der Benennung der Arbeitsgruppe mitgewirkt haben. Der Text gibt nicht unbedingt die Meinung dieser Institutionen wider.

Vorwort

Die von Klinikern und Wissenschaftlern vorgelegten Standards für die Methadon-Substitution im Rahmen der Behandlung von Drogenabhängigen kommt zum rechten Zeitpunkt. Es war notwendig, die bisherigen Erfahrungen und wissenschaftlichen Untersuchungen in klare Handlungsanweisungen für den Arzt zusammenzufassen. Seit Jahren geht die Diskussion auch unter Experten kontrovers. Nun beziehen sie auch bei unterschiedlicher Ausgangsauffassung gemeinsam Position. Sie einigten sich auf die Stellung einer Methadon-Substitution im Rahmen eines Gesamtbehandlungsplans für Drogenabhängige. Sie rücken damit die Hoffnungen wie auch die Skepsis, die mit der Methadon-Substitution verbunden ist, realistisch zurecht.

Ich begrüße aus meiner Sicht, daß an dem generellen Ziel der Behandlung von Drogenabhängigen festgehalten wird, um eine freie und auch soziale Verfügbarkeit wie körperliche und psychische Gesundheit zu erreichen. Ein Ziel anzustreben muß nicht heißen, daß dieses Ziel auch erreicht wird. Ich unterstütze weiterhin, daß die Behandlung von Drogenabhängigen als multiprofessioneller Behandlungsauftrag verstanden wird mit umfassender Diagnostik unter Einschluß biographischer, psychodynamischer und lernpsychologischer Aspekte und daß ein umfassendes Behandlungskonzept vertreten wird, das sowohl die Pharmako- wie die Sozio- und Psychotherapie als Bestandteile der Behandlung versteht. Die Bestandteile müßten noch je nach Krankheitsverlauf gewichtet werden. Nur als Teil eines umfassenden Gesamtbehandlungskonzeptes mit kurz-, mittel- und langfristigen Perspektiven kann die Methadon-Substitution wirksam werden.

Das Konzept ist stringent und wissenschaftlich begründet, jedoch sehe ich weiter viele Schwierigkeiten alleine dadurch auftreten, daß der Gedanke der Integration verschiedener Aspekte der Behandlung von Drogenabhängigen in unserem Gesundheitssystem nicht hinreichend realisiert werden kann. Die Behandlung im Verbund oder die Vernetzung von Behandlungseinrichtungen, z.B. die Substitutierenden und solche, die psychosoziale Maßnahmen durchführen, ist in unserem Lande ein schwieriges Unterfangen. Strukturell sind solche Vernetzungen nicht vorgegeben, sie müssen von den Therapeuten zumeist über viele Konflikte hinweg errungen werden. So ist die „Fachstelle“ schon ein zukunftsweisender Vorschlag, jedoch zur Zeit durch unterschiedliche Kompetenzverteilungen schwer zu realisieren.

Desweiteren besteht eine erhebliche Divergenz zwischen den aus den wissenschaftlichen Untersuchungen von den Experten abgeleiteten Behandlungsstandards für Drogenabhängige und der Substitution von Drogenabhängigen in Praxen, Gesundheitsämtern und Krankenhäusern. Die Wissenschaft kann zwar nach augenblicklichem Erkenntnisstand einen Gesamtbehandlungsplan konzipieren, jedoch hat die Praxis mit den täglichen Nöten der Patienten zu tun und scheint mir noch weit davon entfernt, solche Standards realisieren zu können. Dies zeigt sich insbesondere an dem Verhältnis von Codein-Substitution zur Methadon-Substitution, aber auch an den Defiziten in der Verknüpfung von Substitution mit psychosozialer Therapie. So wird es sicher noch dauern, bis sich die praktische Medizin diesen Standards annähert und auch entsprechende Versorgungseinrichtungen, wie z. B. die „Fachstellen" mit multiprofessioneller Besetzung und Integration der verschiedenen Aspekte der Behandlung von Drogenabhängigen entstehen.

Ich möchte jedoch nicht den Skeptikern Recht geben, die eher die Tendenz sehen, daß die Substitution nicht mehr an dem Therapieziel der Drogenfreiheit orientiert wird und damit Teil eines Gesamtbehandlungskonzeptes ist, sondern als eine bloße Zufriedenstellung von Drogenabhängigen als „Kunden" des Gesundheitssystems.

Die vorliegenden Standards sind deswegen eine Herausforderung für die praktische Medizin.

Dortmund, im Sommer 1995

Prof. Dr. *Paul L. Janssen*
Vorsitzender des Arbeitskreises
„Behandlung der Drogenabhängigkeit"

Vorwort

Die Deutsche Gesellschaft für Suchtforschung und Suchttherapie ist eine Vereinigung von etwa 400 Wissenschaftlern und Praktikern, die sich mit Suchterkrankungen befassen. Im letzten Jahrzehnt wurden auch innerhalb dieser Gesellschaft mehrmals heftige Kontroversen über Sinn und Nutzen der Substitution bei Drogenabhängigkeit geführt. Es ist nicht zu verhehlen, daß eine hohe Zahl der Mitglieder der Methadon-Substitution skeptisch gegenübersteht.

Allerdings kann sich die Diskussion kaum darauf beschränken, ob solche Maßnahmen generell vertretbar sind oder nicht. Zum einen stellt Drogenabhängigkeit ein recht heterogenes Störungsbild dar, für das aus medizinischer und sozialer Sicht eine einheitliche „Standardtherapie" kaum angemessen ist. Es geht also darum, in welchen Fällen dieses Verfahren von Nutzen sein kann und in welchen davon abzuraten ist. Zum anderen wird die Diskussion mit völlig unterschiedlichen Argumentationen geführt. Selbst über die Ziele der Substitution – Drogenfreiheit, Minderung körperlicher Schäden, soziale Eingliederung etc. – herrscht Uneinigkeit. Nicht nur medizinische Überlegungen spielen eine Rolle, sondern auch weltanschauliche, ethische, gesundheitspolitische, ökonomische oder kriminalpräventive Erwartungen. Dies unterscheidet die Diskussion der Methadon-Substitution von jener anderer therapeutischer Vorgehensweisen, etwa der Rückfallprophylaxe schizophrener Psychosen durch Depot-Neuroleptika. Es erklärt auch, warum gerade die Kontroversen um Substitution auf das Interesse der Öffentlichkeit treffen und letztlich politische Entscheidungen die Entwicklung bestimmen. (Es wäre wohl undenkbar, daß der Bürgermeister einer Hansestadt dem Fernsehpublikum die Vorteile trizyklischer Antidepressiva erklärt.)

Zumindest bei der Umsetzung der politischen Entscheidungen in die therapeutische Praxis sollten sich die Fachleute aber wieder zu Wort melden. Hier war unsere Gesellschaft angesprochen und hat – zusammen mit einem Arbeitskreis des Wissenschaftlichen Beirates der Bundesärztekammer und mit dem Wissenschaftlichen Kuratorium der Deutschen Hauptstelle gegen die Suchtgefahren – eine Reihe von Mitgliedern für einen Arbeitskreis zur Erarbeitung dieser Standards vorgeschlagen. Herrn Dr. *Bühringer*, dem Initiator des Projekts, und dem Arbeitskreis danken wir sehr für die Übernahme dieser wichtigen aber vermutlich wenig dankbaren Aufgabe. Die Standards werden nur dort, wo eindeutige Befunde vorliegen und gesundheitspolitische Fragen nicht tangiert werden (z.B. Dosierung von Methadon), weitgehende Anerkennung finden. Bei der Umsetzung von Standards wie „Behandlungssettings“ oder „Indikation“ ist die öffentliche und politische Akzeptanz nicht gesichert. Dabei darf die Entwicklung nicht isoliert auf die Bundesrepublik betrachtet werden. Noch stärker als in der Vergangenheit werden Entscheidungen der Nachbarländer die Entwicklung hierzulande beeinflussen. Eine Konsensuskonferenz zu diesem Thema unter Einbeziehung von Fachleuten außerhalb des deutschen Sprachraums ist daher anzustreben. Dabei könnten diese Standards als Ausgangsbasis und Vorbild dienen. Es gebührt ihnen das große Verdienst, die Probleme aufzugliedern und die dazu vorliegenden Erkenntnisse und Ansichten zahlreicher Fachleute zusammenzufassen.

Konstanz, im Sommer 1995

Dr. *Hans Watzl*
Deutsche Gesellschaft für Suchtforschung und Suchttherapie

Vorwort

„Höchstens 10% der heute in der Bundesrepublik substituierten Drogenabhängigen erhalten auch eine psychosoziale Behandlung“ – so lautet die nüchterne Feststellung eines kompetenten Therapieforschers. „Gut organisiert, aber verwahrlost“ beschreibt ein Ärztekammer-Vertreter die Methadon-Substitution in seinem Bundesland. Kritischen Stimmen stehen Rechtfertigungen gegenüber, die sich auf die Not der Betroffenen berufen. Wie mißt man Elend? Die Erarbeitung fachlicher Grundlagen für die Entwicklung von Standards zur Substitution geht zwar prinzipiell andere Wege als die gesundheitspolitische Umsetzung derartiger Empfehlungen – tatsächlich sind jedoch unterschiedliche reale Gegebenheiten, vielfältige Auffassungen, Zielsetzungen, Kräfte und Gegenkräfte in einem hochkomplexen Entscheidungsgefüge miteinander verbunden. So wird die Umsetzung zum Prüfstein für eine sinnvolle und zweckmäßige Veränderung von Strukturen.

Die von der Arbeitsgruppe vorgelegten Standards sind fachliche Empfehlungen. Wesentliche Aspekte ihrer Umsetzung, wie Finanzierungs- oder Gebührenfragen, wurden von den Autoren nicht bearbeitet, weil sie einer Befassung durch zuständige Gremien, Organe, Behörden und Verbände nicht vorgreifen wollten. Ausgehend von Vorarbeiten und Entwürfen einzelner Mitglieder, hat die Arbeitsgruppe – teilweise sehr kontrovers – diskutiert und um gemeinsame Formulierungen gerungen. Daß dies oft gelang, erscheint mir positiv für weiteres Bemühen. Wo unterschiedliche Auffassungen bestehen blieben, werden sie einander gegenüber gestellt, um die Positionen zu verdeutlichen. Statt rigider Vorschriften empfiehlt die Arbeitsgruppe eine detaillierte Dokumentation mit dem Ziel, Transparenz herzustellen und empirisch fundierte Erfahrungen für eine Fortentwicklung zu nutzen. Dies kann dazu beitragen, die Qualität zu sichern.

Suchtkrankheit bietet nicht nur regelwissenschaftliche Aspekte, sondern auch einen individuellen Gestaltungsspielraum – für Betroffene wie für Therapeuten. Die Standards können einen Rahmen geben, der die Möglichkeiten der Hilfe verbessert.

Homburg/Saar, im Sommer 1995

Prof. Dr. *Klaus Wanke*
Kuratorium der Deutschen Hauptstelle
gegen die Suchtgefahren

Vorwort der Arbeitsgruppe

Die vorliegenden Standards wurden in den Jahren 1993 bis 1995 von Fachleuten unterschiedlicher Berufsgruppen erstellt. Die Notwendigkeit für die Erarbeitung von Standards zur Methadon-Substitution ergab sich aus der Sorge, daß bei der Indikation und Durchführung der Substitution fachliche Aspekte zu wenig beachtet werden.*

Trotz verschiedener fachlicher Auffassungen bei einzelnen Aspekten sind sich die Mitglieder der Arbeitsgruppe in zwei grundsätzlichen Punkten einig: Erstens herrscht Übereinstimmung in den Wertvorstellungen für die Behandlung von Drogenabhängigen, die als sechs grundlegende Standards mit allgemeinen Behandlungsgrundsätzen formuliert wurden. Die Arbeitsgruppe geht davon aus, daß es Ziel der Behandlung bei Drogenabhängigen ist, den durch den Substanzmißbrauch eingeengten Freiheitsspielraum des einzelnen wiederherzustellen, die bereits eingetretenen Störungen zu behandeln und weitere Schäden zu verhindern. Die Arbeitsgruppe ist sich aber auch einig, daß im Rahmen dieser umfassenden Zielsetzung die Fähigkeit zum Leben in Abstinenz nicht in einem kurzen zeitlichen Rahmen und in manchen Fällen gar nicht erreichbar ist und daß in solchen Fällen eine Verweigerung therapeutischer Hilfe nicht vertretbar ist. Insbesondere bei substituierten Patienten tritt die Erreichung der Abstinenz zugunsten der körperlichen, psychischen und sozialen Stabilisierung über längere Zeit zurück. Es handelt sich dabei immer um eine Gratwanderung des Therapeuten zwischen seinem Versuch, dem Patienten die langfristige Orientierung zur Abstinenz zu vermitteln und der Vermeidung einer Verschlimmerung der Situation des Abhängigen, wenn dieser die abstinenzorientierte Zielsetzung nicht akzeptiert.

Zweitens ist die Substitution mit Methadon immer Teil eines umfassenden Bündels von medizinischen, psychotherapeutischen und sozialen Maßnahmen für den einzelnen Patienten. Dieses Prinzip hat weitreichende Konsequenzen für die fachliche Ausbildung der Mitarbeiter, die organisatorische Struktur und die fachliche Kooperation der beteiligten therapeutischen Stellen. Nach diesem Konzept sind die Standards aufgebaut und gelten in weiten Teilen auch für die Behandlung von Drogenabhängigen ohne Einbeziehung einer Substitution. Die Arbeitsgruppe hat die Arbeit an den Standards auch als Einstieg in die Formulierung von Qualitätskriterien für die Behandlung von Drogenabhängigen insgesamt verstanden.

---

* Zur aktuellen Situation vgl. *Bühringer, Künzel* u. *Spies* (1995)

Die Standards sind teilweise eine Zusammenstellung von weitgehend akzeptierten Sachverhalten, teilweise ein Kompromiß zwischen sehr divergierenden Meinungen, die derzeit in Deutschland zur Substitution vertreten werden. Standards werden nicht auf Dauer festgeschrieben, sondern müssen aufgrund neuer Erkenntnisse regelmäßig überarbeitet werden. Eine solche erste Überarbeitung hat die Arbeitsgruppe bereits aufgrund der eingegangenen Kommentare zur Entwurfsfassung vorgenommen. Wir möchten uns für diese aktive Unterstützung durch zahlreiche Fachleute und Institutionen herzlich bedanken.

München, im Sommer 1995

Für die Arbeitsgruppe
Dr. *Gerhard Bühringer*

Inhalt

Standards

Materialien zu den Standards

1 Einführung

1.1 Ausgangslage

Seit der Erprobung des Medikaments Methadon in den 60er Jahren durch *Dole* und *Nyswander* (1965) findet diese Form der Behandlung bei Drogenabhängigen eine zunehmende Verbreitung, ist aber immer wieder Gegenstand heftiger fachlicher und gesundheitspolitischer Diskussionen. Die Kontroversen lassen sich auf drei Themenkreise zurückführen:

- Fragen des grundsätzlichen Einsatzes einer Methadon-Substitution
  Zwei Aspekte werden in diesem Zusammenhang diskutiert. Einmal geht es um ethische und gesundheitspolitische Überlegungen, die vor allem darauf zielen, ob man die Abhängigkeit von einer illegalen Substanz durch eine therapeutisch kontrollierte Abhängigkeit von einer anderen Substanz ersetzen darf. Der zweite Fragenkomplex ist mehr wissenschaftlicher Art und befaßt sich mit der Effektivität der Substitution im Vergleich zum Spontanverlauf bzw. zu einer drogenfreien Behandlungsform.
- Fragen der Indikation
  Hier geht es vor allem darum, ob eine sehr enge Indikation gewählt werden soll, so daß grundsätzlich nur wenige Personen für eine Substitution in Frage kommen. Das andere Extrem besteht darin, möglichst allen Drogenabhängigen eine Substitution zu ermöglichen.
- Fragen der Durchführung
  Auch hier gibt es zwei gegensätzliche Vorschläge: Zum einen die stark reglementierte und kontrollierte Form der Substitution, wie sie ursprünglich auch von *Dole* und *Nyswander* bei ihren Erprobungen praktiziert wurde, zum anderen Durchführungsformen, die einen erleichterten Zugang ermöglichen mit dem Ziel, durch einen therapeutischen Kontakt zum Patienten eine Verschlechterung des Krankheitsbildes zu verhindern.

Die Diskussionen über Indikation und Durchführungsregeln stehen in einem engen Zusammenhang, da eine große Zahl von Drogenabhängigen („weite“ Indikation) nur dann in Substitution gehalten werden kann, wenn entsprechend die Teilnahmebedingungen niedrig gehalten bzw. Verstöße wenig sanktioniert werden (z. B. Nebenkonsum). Hält man relativ hohe Teilnahmebedingungen und eine strikte Sanktionierung von Verstößen für notwendig, reduziert sich der Anteil der Patienten, die mit einer Methadon-Substitution erreicht, bzw. gehalten werden können.

Die Kontroversen wurden und werden nicht nur in Fachkreisen ausgetragen, sondern auch unter Gesundheitspolitikern und in der breiten Öffentlichkeit. Dies ist insofern verständlich, als die Substitution mit Methadon aus den genannten Gründen nicht nur eine fachliche Frage darstellt. Gerade in Deutschland besteht jedoch die Gefahr, daß die Diskussion nur noch unter gesundheitspolitischen Gesichtspunkten geführt wird und daß fachliche Aspekte zu kurz kommen. Weiterhin ist es ein Problem, daß niedergelassene Ärzte mit einer wenige Stunden oder Tage umfassenden zusätzlichen Ausbildung substituieren können, ohne daß beim einzelnen Patienten die Problemlage, die Therapieziele und die therapeutischen Maßnahmen abgeklärt werden, und ohne daß ein umfassendes Therapiekonzept unter Einbeziehung psychotherapeutischer und sozialer Maßnahmen realisiert wird. Wir halten diese Entwicklung auf dem Hintergrund fachlicher Überlegungen, wissenschaftlicher Untersuchungen und Erfahrungen aus anderen Ländern für problematisch (vgl u.a. *Ball & Ross*, 1991; *Platt*, 1995; *Ward, Mattick & Hall*, 1992). Es erschien der Arbeitsgruppe deshalb notwendig, Standards für die Methadon-Substitution im Rahmen der Therapie von Drogenabhängigen auszuarbeiten. Ziel war dabei, für die Patienten, die einer derartigen Behandlung bedürfen, eine fachgerechte Substitution mit Methadon zu ermöglichen, ohne dabei die allgemeine Zielsetzung für die Behandlung von Abhängigen aus den Augen zu verlieren.

1.2 Grundsätzliche Überlegungen zu den Standards

Bei dem folgenden Text zu „ärztlichen Standards" und „medizinischen Standards" handelt es sich um Auszüge aus einer Publikation von *Buchborn* (1993). „Ärztliche Standards sind Festlegungen, aus denen sich allgemein anerkannte und praktisch bewährte Richtlinien für ärztliche Entscheidungen und ärztliches Handeln in normierten oder normierbaren Situationen der Diagnostik und Therapie ergeben...". Die Festlegungen erfolgen auf der Grundlage wissenschaftlicher Erkenntnisse und ärztlicher Erfahrungen, z.B. in Form eines Konsensus unter Fachexperten. Sie haben die Verbindlichkeit einer Handlungsempfehlung, sind jedoch nicht als Rechtsnorm zu verstehen, so daß die Eigenverantwortlichkeit des einzelnen Arztes erhalten bleibt. Dieser muß allerdings damit rechnen, daß er bei der Abweichung von Standards zur Verantwortung auf der Grundlage von Sachverständigenurteilen herangezogen werden kann. Die Standards sollen auch dazu dienen, den Rechtsanspruch eines Kranken auf methodisch gesicherte diagnostische und therapeutische Verfahren sicherzustellen. In Analogie zu den Ausführungen von *Buchborn* über die Berufsgruppe der Ärzte ist diese Form der Qualitätsstandards für die Durchführung der Diagnostik und Therapie auch für die Berufsgruppen der Diplom-Psychologen und Sozialarbeiter gültig.

Unter medizinischen Standards versteht man Leistungs- und Qualitätsstandards des Gesundheitssystems. Sie sind zum Teil politisch determiniert (Finanzierungsmöglichkeiten) und lassen sich unterteilen in Standards zur Versorgungsstruktur (z.B. Qualifikationskriterien für die beteiligten Mitarbeiter, Raumausstattung), zum Versorgungsprozeß (z.B. Regeln für die Dokumentation oder die Zusammenarbeit der beteiligten Dienste und Therapeuten) und zur Ergebnisqualität. Zu den letzteren gibt es im Bereich der Behandlung von Drogenabhängigen die geringsten Erfahrungen, da bis heute keine Standards über die Erreichung bestimmter Mindesteffekte durch eine Behandlung formuliert werden können. Für weitere Hinweise zu diesem Thema wird auf den bereits genannten Artikel von *Buchborn* (1993) verwiesen.

Der Zweck der vorliegenden Standards entsprechend den obigen Erläuterungen bringt es mit sich, daß die Texte jeweils kurz formuliert sind und klare Aussagen beinhalten. Dies dient zur Vermeidung von unnötigen Längen und Mißverständnissen bei der Interpretation der Texte, kann aber für den einzelnen Therapeuten abschreckend wirken, der sich von den Standards lediglich praktische Hilfe bei einzelnen therapeutischen Fragen erwartet hat. Für solche Zwecke sei auf das therapeutische Manual zur Substitution der amerikanischen Drogenbehörde NIDA – National Institute of Drug Abuse (*Parrino*, 1993) hingewiesen.

Bei der Erarbeitung von fachlichen Standards sind Wertvorstellungen nicht auszuklammern. Es ist aber notwendig, diese von wissenschaftlichen Sachverhalten deutlich zu trennen. Aus diesem Grund wurden sechs Standards zu allgemeinen Behandlungsgrundsätzen formuliert (Kapitel 2), die zusammen mit den zugehörigen Erläuterungen die Wertvorstellungen der Arbeitsgruppe bei der Behandlung von Drogenabhängigen einschließlich einer Substitution reflektieren. Im folgenden werden die wichtigsten Aspekte daraus erläutert.

Der Gebrauch illegaler Drogen birgt das Risiko somatischer, psychischer und sozialer Störungen (schädlicher Gebrauch nach ICD-10). Manifeste Drogenabhängigkeit (Abhängigkeitssyndrom nach ICD-10) ist in der Regel mit eindeutigen Störungen und Einschränkungen des Erlebnis- und Verhaltensspielraums verbunden. Ziel der Behandlung ist deshalb, verlorenen Freiheitsspielraum des einzelnen wiederherzustellen, die bereits eingetretenen Störungen zu behandeln und weitere Schäden zu verhindern. Die Behandlung der Drogenabhängigen stellt darauf ab, ihnen die körperliche und psychische Gesundheit und die soziale Integration zu ermöglichen sowie ihre Potentiale zur Überwindung der Suchtmittelabhängigkeit zu fördern. Dazu sind im Einzelfall die erfolgversprechenden therapeutischen Mittel einzusetzen. Zu dieser umfassenden Zielsetzung gehört die Fähigkeit zum

Leben in Abstinenz, die aber bei vielen Patienten nicht in einem kurzen zeitlichen Rahmen und bei manchen Patienten auch gar nicht erreichbar ist. Insbesondere bei substituierten Patienten tritt die Erreichung der Abstinenz zugunsten der körperlichen, psychischen und sozialen Stabilisierung über längere Zeit zurück. Wichtiges Kriterium ist immer die Betrachtung der Problemlage und der Lebensumstände des Abhängigen im Einzelfall sowie seiner Entwicklungsmöglichkeiten im Laufe der Zeit.

Beobachtungen zeigen, daß die Behandlung Drogenabhängiger Gefahr läuft, sich auf die reine Vergabe des Methadons zu beschränken. Dies hat teilweise finanzielle Gründe, teilweise ist es auch von Überlegungen bestimmt, daß Drogenabhängige einen Lebensweg bewußt wählen können sollen, der über unbegrenzte Zeit den Erhalt von Methadon ohne therapeutische Zielsetzung sicherstellt. Ein solches Verständnis der Substitution wird von den Mitgliedern der Arbeitsgruppe abgelehnt. Vielmehr ist die Substitution integrierter Bestandteil eines umfassenden Konzepts für die Behandlung von Drogenabhängigen, das medizinische, psychotherapeutische und soziale Maßnahmen einschließt. Methadon soll nicht automatisch an jeden Drogenabhängigen abgegeben werden, sondern nur aufgrund einer Einzelfallabklärung. Je nach individueller Problemlage werden dabei die verschiedenen medizinischen, psychotherapeutischen und sozialen Maßnahmen einen unterschiedlichen Stellenwert haben.

Die grundsätzlichen Überlegungen zum Einsatz von Methadon bei der Behandlung von Drogenabhängigen haben wichtige Konsequenzen, unter anderem für die institutionellen Rahmenbedingungen und die Kompetenz der beteiligten therapeutischen Mitarbeiter. Die Mitglieder der Arbeitsgruppe waren sich einig in der Forderung, daß die Anamnese und Therapieplanung, ob mit oder ohne Substitution, nur in einem personell und fachlich umfassend ausgestatteten Kooperationsverbund erfolgen kann. Darüber hinaus muß der jeweilige Therapieplan von Zeit zu Zeit in Hinblick auf Zielsetzungen und Maßnahmen überprüft werden. Es soll nicht sein, daß allein aufgrund der fachlichen Qualifikation der Mitarbeiter oder der Spezialisierung der therapeutischen Einrichtung von vornherein die Auswahl der therapeutischen Maßnahmen eingeschränkt oder gar festgelegt ist, ohne auf die Situation des einzelnen Patienten einzugehen. Dies ist auch deshalb notwendig, weil sich Drogenabhängige in ihrem klinischen Erscheinungsbild erheblich unterscheiden: Vom körperlich schwer erkrankten, stark selbstmordgefährdeten Abhängigen mit intravenösem Konsum von Heroin, ohne Arbeit, festen Wohnsitz und soziale Kontakte und mit deutlichen Zeichen der Verwahrlosung, bis hin zum sozial und beruflich integrierten Drogenkonsumenten, der am Wochenende Heroin schnupft oder inhaliert. Ein therapeutisches System muß für diese Bandbreite eine differenzierte Auswahl von therapeutischen Zielen und Maßnahmen für den Einzelfall anbieten können. Die Arbeitsgruppe hat versucht, dies auch in den Standards zu reflektieren. Dazu müssen die notwendigen finanziellen Mittel zur Verfügung stehen.

1.3 Hinweise zum Verständnis der Standards

Grundlage der vorliegenden Standards sind fachliche Überlegungen. Diese können aus wissenschaftlichen Erkenntnissen abgeleitet sein, bei vielen Punkten auch aus der klinischen Praxis. Auf praktische Erfahrungen wird zurückgegriffen, wenn wissenschaftliche Untersuchungen nicht vorliegen. Dies ist trotz der langjährigen Forschung zur Substitution mit Methadon der Fall, z. B. in bezug auf Erkenntnisse mit Langzeitpatienten oder auf die Effektivität der Substitution im Vergleich zur drogenfreien Behandlung bei einzelnen Patientengruppen mit unterschiedlichen klinischen Bildern.

Auch mit einer noch so großen Anzahl von Standards ist es nicht möglich und auch nicht sinnvoll, jedes Detail für jeden einzelnen Fall zu regeln. Standards werden für den Regelfall erarbeitet. Ausnahmen sind möglich, sowohl im therapeutischen Einzelfall als auch bei der Durchführung von Forschungsprojekten. Allerdings ist es notwendig, den Umgang mit Ausnahmen auch nach gewissen Regeln vorzunehmen (vgl. Standard 21). Weitere spezifische Hinweise zum Verständnis der Standards sind im folgenden zusammengestellt:

- Die Standards befassen sich nicht mit dem kurzfristigen, vorübergehenden Einsatz des Methadons während einer Entgiftungsbehandlung.
- In den Standards wird der Einfachheit halber der Begriff „Methadon“ für das racemische Methadon und Levomethadon benutzt. Lediglich im Kapitel 7 (Durchführung der Substitution) gelten alle Mengenangaben nur für Levomethadon; der Umrechnungsfaktor ist angegeben.
- Zur Verkürzung des Textes wurden für die Begriffe „Drogenabhängiger“ und „Patient“ sowie für die Berufsbezeichnungen wie „Therapeut“ nicht jeweils die männliche und die weibliche Form angegeben, sie gelten aber für beide Geschlechter.
- Mißbrauch wird in diesem Text zur sprachlichen Vereinfachung für „schädlichen Gebrauch“ und „Abhängigkeitssyndrom“ verwendet.
- „Behandlung von Drogenabhängigen“ wird in diesem Text zur sprachlichen Vereinfachung für „Akutbehandlung“ und „Rehabilitation“ verwendet.
- Jeder Standard ist mit verbindlichen Erläuterungen versehen, soweit diese zum Verständnis des Textes notwendig sind. Diese Erläuterungen sind in den Standards für die allgemeinen Behandlungsgrundsätze ausführlicher als für die nachfolgenden Standards.

– Da die Substitution mit Methadon in den Rahmen einer umfassenden Behandlung von Drogenabhängigen eingeordnet wurde, gelten die Kapitel 1 bis 3 sowie zahlreiche Standards aus den Kapiteln 4 bis 9 grundsätzlich für die Behandlung von Drogenabhängigen, unabhängig davon, ob diese eine Substitution mit Methadon einschließt oder nicht. Diese Standards stellen deshalb auch einen Einstieg in die Formulierung von Qualitätskriterien für die Behandlung von Drogenabhängigen insgesamt dar.

Die Entwurfsfassung der Standards vom 24.11.1994 wurde zur Kommentierung an etwa 150 Fachleute und Institutionen verschickt, die sich mit der Substitution mit Methadon in Deutschland beschäftigen. Es sind zahlreiche Kommentare eingegangen, die sich teilweise mit der Überarbeitung einzelner Teile des Textes befassen, teilweise grundsätzlich zur Frage der Substitution bzw. zur Frage der Erstellung der Standards Stellung nehmen. Die Kommentare wurden in den Text eingearbeitet, soweit es für sinnvoll und nötig gehalten wurde. Dies erwies sich als sehr schwierig, da sich die Vorschläge teilweise diametral widersprechen. Eine Zusammenstellung der Kommentare, soweit die Verfasser ihre Zustimmung gegeben haben, liegt vor (Bezugsadresse im Anhang).

1.4 Umsetzung der Standards

Die Standards befassen sich nicht mit finanziellen, administrativen und rechtlichen Aspekten ihrer Umsetzung in die Praxis. Diese ist abhängig von den zur Verfügung stehenden personellen und finanziellen Ressourcen, von finanziellen und administrativen Regelungen und Zuständigkeiten. In vielen Bereichen müssen hier Lösungen gefunden werden, für die es auf Bundes-, Landes- und kommunaler Ebene zuständige Gremien gibt, und die nicht in Form von Standards formuliert werden können. Die Standards können aber in diesem Zusammenhang eine Leitlinie sein, in welche Richtung das therapeutische Versorgungssystem für Drogenabhängige weiterentwickelt werden soll.

Der Hinweis auf die begrenzten finanziellen Ressourcen soll aber nicht darüber hinwegtäuschen, daß zahlreiche Aspekte der Standards im Rahmen einer verbesserten Kooperation zwischen bestehenden Versorgungssystemen für Drogenabhängige umgesetzt werden können. Viel wäre erreicht, wenn drogenfrei arbeitende und mit Methadon substituierende Therapeuten so kooperieren, daß der in den Standards formulierte Anspruch einer im Einzelfall umfassenden und integrierten Behandlung verwirklicht werden kann. Dies erfordert nur zum geringen Teil zusätzliche Mittel, vor allem aber Bereitschaft zum Kompromiß und zur Kooperation.

Standards

2 Allgemeine Behandlungsgrundsätze

Standard 1

Ziel der Behandlung von Drogenabhängigen ist die Wiederherstellung bzw. zumindest die Verbesserung ihrer körperlichen und psychischen Gesundheit und ihrer sozialen Integration. Zu dieser umfassenden Zielsetzung gehört auch die Fähigkeit zum Leben in Abstinenz, die aber nicht in jedem Fall erreichbar ist und bei substituierten Patienten erst längerfristig angestrebt werden kann.[1]

Hinweise, Erläuterungen zu Standard 1

Der Konsum illegaler Drogen birgt das Risiko somatischer, psychischer und sozialer Störungen (schädlicher Gebrauch nach ICD-10). Manifeste Drogenabhängigkeit (Abhängigkeitssyndrom nach ICD-10) ist in der Regel mit eindeutigen schädlichen Folgen und Einschränkungen des Erlebnis- und Verhaltensspielraums verbunden. Ziel der Behandlung ist deshalb, verlorenen Freiheitsspielraum des einzelnen wiederherzustellen, die bereits eingetretenen Störungen zu behandeln und weitere Schäden zu verhindern. Die Behandlung der Drogenabhängigen stellt darauf ab, ihnen die körperliche und psychische Gesundheit und die soziale Integration zu ermöglichen sowie ihre Potentiale zur Überwindung der Suchtmittelabhängigkeit zu fördern. Dazu sind im Einzelfall die erfolgversprechenden therapeutischen Mittel einzusetzen.

Zu dieser umfassenden Zielsetzung gehört auch die Fähigkeit zum Leben in Abstinenz, die aber bei vielen Patienten nicht in einem kurzen zeitlichen Rahmen und bei manchen Patienten auch gar nicht erreichbar ist. Insbesondere bei subsituierten Patienten tritt die Erreichung der Abstinenz zugunsten der körperlichen, psychischen und sozialen Stabilisierung über längere Zeit zurück. Wichtig ist die Betrachtung der individuellen Problemlage und der Lebensumstände des Patienten sowie seiner Entwicklung im Laufe der Zeit. Dies bedeutet auch, daß die Chancen zur Erreichung dieser umfassenden Zielsetzung im Einzelfall sehr unterschiedlich sind.

[1] Siehe hierzu das Sondervotum in Kapitel 11

Der Standard bedeutet nicht, daß einem Patienten Hilfe verweigert werden darf, wenn er die genannten Zielsetzungen dauerhaft oder im Moment nicht akzeptiert. Bei der Behandlung von Abhängigen handelt es sich um eine komplexe Gratwanderung zwischen dem Bemühen, dem Patienten das Abstinenzziel zu verdeutlichen und durch geeignete therapeutische Maßnahmen zu verwirklichen, und dem Eingehen auf andere Zielvorstellungen des Patienten, um eine Verschlimmerung seiner Situation zu verhindern und einen vertrauensvollen therapeutischen Kontakt aufzubauen. Dieser ist wiederum die Grundlage für langfristige Veränderungen.

Aufgrund von Forderungen der Patienten nach therapeutischer Unterstützung bei der Fortsetzung des Drogenkonsums und der damit verbundenen Gesundheitsrisiken ist die Gratwanderung im Einzelfall durch den Therapeuten äußerst schwierig zu vollziehen. Fallbesprechungen und kollegiale Supervision sind deshalb ein unerläßliches Hilfsmittel zur Sicherstellung einer guten Behandlung.

Standard 2

Das Krankheitsbild eines Drogenabhängigen im körperlichen, psychischen und sozialen Bereich erfordert die Berücksichtigung zahlreicher therapeutischer Teilziele.

Hinweise, Erläuterungen zu Standard 2

Die Krankheitsbilder von Drogenabhängigen unterscheiden sich in zahlreichen Aspekten. Welche Störungen als Ursache oder Folge der Abhängigkeit im Einzelfall relevant sind, welche Teilziele sich daraus ableiten und wie die zeitliche Reihenfolge bei der Verfolgung der Teilziele strategisch geplant wird, ergibt sich aus den anamnestischen und diagnostischen Erkenntnissen. Für eine ausführliche Darstellung des Krankheitsbildes vgl. z. B. *Dilling, Mombour & Schmidt*, 1991; *American Psychiatric Association*, 1994; *Bühringer*, 1994. Beispiele für mögliche, in unterschiedlicher Häufigkeit auftretende Störungen sind:

Körperliche Störungen

1. Körperliche Abhängigkeit von einer Hauptsubstanz
2. Zusätzlicher Mißbrauch anderer psychoaktiver Substanzen
3. Körperliche Begleit- und Folgeerkrankungen

Psychische Störungen

4. Psychische Abhängigkeit
5. Psychische Funktionsstörungen wie z. B.: Wahrnehmungsstörungen, Gedächtnisstörungen, Denkstörungen, Sprachstörungen, emotionale Störungen, Motivationsstörungen und Störungen der Psychomotorik (beispielsweise im Rahmen einer Depression, eines Delirs oder einer paranoiden Psychose)
6. Entwicklungsstörungen im Bereich der Lebensführung (Beginn des Substanzmißbrauchs bereits während der Pubertät oder im Jugendalter)

Soziale Störungen

7. Deviante Verhaltensweisen
8. Arbeitsunfähigkeit
9. Zeichen von Verwahrlosung
10. Prostitution

Standard 3

Die Behandlung von Drogenabhängigen erfordert eine Anamnese, Untersuchung und Diagnostik der Störungen im körperlichen, psychischen und sozialen Bereich. Dazu gehört auch die Erfassung der Entwicklung des Substanzmißbrauchs einschließlich bisheriger Rückfälle, der hemmenden und fördernden Faktoren für die Durchführung der Behandlung sowie der Veränderungsbereitschaft und der angestrebten Ziele auf Seiten des Patienten.

Hinweise, Erläuterungen zu Standard 3

Eine umfassende Anamnese, Untersuchung und Diagnostik mit den oben genannten Schwerpunkten ist die Grundlage für jegliche Therapieplanung. Es ist ein Fehler, wenn sich die Behandlung lediglich aus dem Konzept der (möglicherweise noch zufällig) gewählten Therapieeinrichtung ergibt, etwa in Hinblick auf eine stationäre drogenfreie Langzeitbehandlung oder eine Substitution. Unerläßlich im Sinne des Aufbaus einer vertrauensvollen therapeutischen Beziehung und der Compliance ist die Erfassung der Veränderungsbereitschaft und der vom Patienten kurzfristig und langfristig angestrebten Ziele.

Standard 4

Die Behandlung von Drogenabhängigen muß auf die individuellen Störungen eingehen.

Hinweise, Erläuterungen zu Standard 4

Jede Behandlung muß aufgrund der diagnostischen Erkenntnisse im Einzelfall geplant werden. Dabei können aufgrund strategischer Überlegungen einzelne Maßnahmen zeitlich vorgezogen werden, um z. B. einen ersten Kontakt zum Patienten aufzubauen oder ein rasches Erfolgserlebnis zu vermitteln. Eine solche strategische Planung setzt aber die notwendigen diagnostischen Erkenntnisse und eine Begründung für das Vorgehen voraus. Das Behandlungskonzept muß regelmäßig aufgrund der Entwicklung des Patienten vom Therapeuten überprüft werden.

Standard 5

Die Behandlung von Drogenabhängigen erfordert eine breite fachliche Kompetenz.

Hinweise, Erläuterungen zu Standard 5

Das komplexe Krankheitsbild macht deutlich, daß für die Behandlung von Abhängigen eine entsprechende interdisziplinäre fachliche Kompetenz notwendig ist. Dazu gehört: eine abgeschlossene professionelle Ausbildung aus dem Bereich der Gesundheits- und Sozialberufe, die Erfüllung fachlicher Anforderungen im Rahmen der Fort- und Weiterbildung, eine kontinuierliche kollegiale und externe Supervision sowie Kontrolle. Im Rahmen dieser fachlichen Strukturen können ehemalige Abhängige stützende Funktionen übernehmen.

Weiterhin ist eine enge Zusammenarbeit der beteiligten Berufsgruppen und Einrichtungen erforderlich.

Standard 6

Die Behandlung von Drogenabhängigen muß dokumentiert werden.

Hinweise, Erläuterungen zu Standard 6

Dieser Standard ist selbstverständlich, in der Realität indessen unzureichend verwirklicht. Gerade bei einer Krankheit mit komplexem Bedingungsgefüge und überwiegend chronischem Verlauf ist es notwendig, die Störungen, die therapeutischen Maßnahmen sowie die regelmäßige Überprüfung dieser Maßnahmen im Laufe neuerer Entwicklungen schriftlich festzuhalten. Die Dokumentation dient somit der Therapieplanung und -kontrolle. Sie ist aber auch eine wichtige Voraussetzung für die Nachprüfbarkeit von Ausnahmeregelungen (z.B. bei der Indikation für eine Substitution). Darüber hinaus unterstützt sie die epidemiologische und die Evaluationsforschung.

3 Allgemeine organisatorische und personelle Voraussetzungen für die Behandlung von Drogenabhängigen

3.1 Fachteam

Standard 7

Die Diagnostik und Therapieplanung findet in einem multidisziplinär besetzten und fachlich besonders erfahrenen „Fachteam“ statt.

Hinweise, Erläuterungen zu Standard 7
Um zu vermeiden, daß der Abhängige bereits durch die Auswahl der therapeutischen Einrichtung eine Vorentscheidung trifft, welche Behandlung durchgeführt wird, muß die Diagnostik und Therapieplanung in einem Fachteam erfolgen, das nicht auf **eine** Behandlungsform festgelegt ist, sondern im Einzelfall nach der diagnostischen Abklärung entscheidet. Eine entsprechende Diagnostik und Behandlungsplanung ist zum Beispiel weder in einer auf Substitution ausgelegten Arztpraxis, noch in einer Beratungsstelle möglich, die eine Substitution ablehnt. Entsprechend der Komplexität des Krankheitsbildes (vgl. Standard 2) sind eine multidisziplinäre personelle Besetzung und eine breite fachliche Kompetenz (siehe Standard 10) für diese Gruppe von Fachleuten notwendig.

Mit dem Begriff „Fachteam“ ist nicht gemeint, daß unbedingt eigenständige neue Einrichtungen geschaffen werden sollen. Vielmehr charakterisiert er die Zusammenarbeit unterschiedlicher Berufsgruppen mit den in Standard 10 beschriebenen besonderen fachlichen Kompetenzen und Erfahrungen, die auch in bestehenden Formen verwirklicht werden kann. Dabei sind zahlreiche Organisationsmodelle denkbar, von denen einige Beispiele in Standard 9 beschrieben sind.

Die Zahl der Mitarbeiter für das Fachteam ist so groß zu wählen, daß die oben genannten Aufgaben interdisziplinär durchgeführt werden können. Für alle weiteren an der Behandlung beteiligten Mitarbeiter genügt die Erfüllung der fachlichen Anforderungen nach den Standards 13–16.

Standard 8

Die Gesamtverantwortung für die Therapieplanung einschließlich der Entscheidung über eine Indikation zur Substitution bleibt während der gesamten Zeit des therapeutischen Kontakts beim Fachteam.

Hinweise, Erläuterungen zu Standard 8

Wegen des überwiegend chronischen Verlaufs eines Substanzmißbrauchs muß die Therapieplanung aufgrund neuerer diagnostischer Erkenntnisse in der Entwicklung des Patienten regelmäßig überprüft und gegebenenfalls modifiziert werden. Da die entsprechende fachliche Kompetenz in der Stelle für die jeweils gewählte Behandlung (z.B. drogenfreie Behandlung oder Substitution) häufig nicht ausreichend vorhanden ist, trägt das Fachteam die Gesamtverantwortung.

Standard 9

Das Fachteam bildet eine organisatorische und fachliche Einheit in dem an der Behandlung beteiligten Verbund von Einrichtungen und Praxen.

Hinweise, Erläuterungen zu Standard 9

Dieser Standard ist durch verschiedene Organisationsformen zu erfüllen. Es kann sich zum Beispiel um eine einzige Einrichtung mit verschiedenen stationären und ambulanten Abteilungen und vertretenen Berufsgruppen (Modell 1) handeln. Die Kooperation des Fachteams mit den weiteren Mitarbeitern der Einrichtung ist hier am einfachsten zu regeln. Diese Organisationsform ist allerdings selten zu verwirklichen, vor allem in Hinblick auf die häufig weit entfernten stationären Einrichtungen. Eine andere Möglichkeit zur Erfüllung des Standards besteht darin, daß ein Träger die therapeutischen Einrichtungen für die verschiedenen Formen der Behandlung vorhält und durch entsprechende Regelungen sicherstellt, daß die Abstimmung zwischen Fachteam und den weiteren Mitarbeitern der beteiligten Behandlungseinrichtungen gewährleistet ist (Modell 2).

Als drittes Beispiel für eine Organisationsform kann ein Verbund von organisatorisch unabhängigen therapeutischen Einrichtungen und Praxen, der das gesamte Spektrum der Behandlungsformen abdeckt, gebildet werden (Modell 3). Dieses Konzept hat wegen der räumlichen Trennung und fachlichen Eigenständigkeit der Stellen Nachteile für die

Behandlung, ist aber derzeit in Deutschland die Regel (niedergelassene Ärzte, Drogenberatungsstellen und stationäre Einrichtungen). In diesen Fällen muß zur Vermeidung der Nachteile durch entsprechende vertragliche Vereinbarungen die organisatorische und fachliche Kooperation der Behandlungseinrichtungen und Praxen zur Sicherstellung der Arbeit eines Fachteams gewährleistet sein (gemäß den Standards 7 und 8). Die Mitglieder des Fachteams müssen nicht unbedingt an einer Stelle tätig sein, obwohl dies für ihre Aufgabe erhebliche Vorteile hat. Sind sie an verschiedenen Stellen tätig, ist ihre enge Kooperation sicherzustellen. Zur Kooperation der Behandlungseinrichtungen und Praxen untereinander siehe auch Standard 11.

3.2 Besondere fachliche Anforderungen an das Personal des Fachteams

Standard 10

Das Fachteam (Ärzte, Diplom-Psychologen, Sozialarbeiter und/oder Diplom-Pädagogen) muß zusätzlich zu den Basisqualifikationen für die Behandlung von Drogenabhängigen (Standards 13 bis 15) folgende Qualifikationen aufweisen:

- Kenntnis der wichtigen theoretischen Modelle zur Entwicklung, Aufrechterhaltung und Beendigung des Substanzmißbrauchs
- Kenntnis der wichtigen therapeutischen Konzepte und ihrer theoretischen Hintergründe
- Kenntnis von Gesprächsführungstechniken zur Erfassung des bisherigen Krankheitsverlaufs, der kritischen Situationen für Rückfälle und der Veränderungsbereitschaft (Motivation) des Patienten
- fundierte psychiatrische Kenntnisse
- Kenntnisse der Infrastruktur der Drogenhilfe.

Hinweise, Erläuterungen zu Standard 10

Der Standard soll sicherstellen, daß die Mitarbeiter des Fachteams in der Lage sind, aufgrund der diagnostisch gewonnenen Informationen eine Entscheidung zwischen den verschiedenen Therapiealternativen zu treffen. Der Standard soll verhindern, daß durch eine einseitige fachliche Kompetenz der Therapeuten (z.B. nur Substitution oder nur drogenfreie Behandlung) die Therapieplanung von vornherein auf eine Maßnahme beschränkt ist, und nicht aufgrund einer umfassenden Diagnostik erfolgt (vgl. dazu auch *Eidgenössische Betäubungsmittelkommission*, 1989, S. 46). Der Standard soll auch sicherstellen, daß die Mitarbeiter, unabhängig von ihrer Berufsgruppe, eine möglichst langjährige Erfahrung mit Abhängigen besitzen und das therapeutische Versorgungssystem gut kennen. Wo diese Voraussetzungen nicht hinreichend gegeben sind, müssen sie durch geeignete Weiterbildung unterstützt werden.

4 Organisatorische und personelle Voraussetzungen für die Behandlung unter Einbeziehung einer Substitution

Hinweise, Erläuterungen zu allen folgenden Standards

Die folgenden Standards beziehen sich auf die Behandlung von Drogenabhängigen, wenn diese eine Substitution mit Methadon einschließt. Die Standards gelten unabhängig davon, ob die verschiedenen therapeutischen Maßnahmen an einer Stelle oder an verschiedenen Stellen durchgeführt werden (z.B. Beratungsstelle und niedergelassener Arzt, vgl. Standard 11; auf Ausnahmen wird in den Erläuterungen hingewiesen).

4.1 Organisationsform

Standard 11

Die Vergabe von Methadon, die medizinische und psychotherapeutische Behandlung sowie die sozialen Maßnahmen finden in einem organisatorischen und fachlichen Verbund statt.

Hinweise, Erläuterungen zu Standard 11

Dieser Standard regelt in Ergänzung zu Standard 9 (Fachteam) die Kooperation zwischen den beteiligten Behandlungseinrichtungen. In vielen Fällen ist die medizinische Behandlung einschließlich der Vergabe des Methadons ohne Kooperation von den psychotherapeutischen und sozialen Maßnahmen organisatorisch und fachlich getrennt, bzw. finden letztere nicht statt. Eine derart durchgeführte Behandlung wird als fehlerhaft angesehen.

Der Standard ist zum Beispiel dann erfüllt, wenn alle therapeutischen Maßnahmen einschließlich der Vergabe des Methadons, ähnlich wie bei einer drogenfreien Behandlung, in einer therapeutischen Stelle unter der Gesamtverantwortung eines Leiters stattfinden (Modell 1). Es kann sich dabei um eine Drogenberatungsstelle handeln, ein Gesundheitsamt, eine Institutsambulanz oder eine Arztpraxis, unter der Voraussetzung, daß fachlich geeignete Ärzte, Diplom-Psychologen und Sozialarbeiter beschäftigt werden (zur fachlichen Kompetenz siehe Standards 13–15). Ist diese Organisationsform nicht sicherzustellen, kann ein Verbund verschiedener Einrichtungen für die medizinischen, psychotherapeutischen und sozialen Maßnahmen gebildet werden (Modell 2). Da hierbei die fachliche Kooperation erschwert ist, ist der Standard 11 nur dann erfüllt, wenn zwischen den beteiligten Einrichtungen (z.B. Drogenberatungsstelle und niedergelassener Arzt) (1) ein regelmäßiger fachlicher Informationsaustausch besteht (Schweigepflichtsentbindung des Patienten beachten!), (2) die beteiligten Einrichtungen einem Verbund mit einem Fachteam gemäß Standards 7–10 angehören sowie ihre therapeutischen Maßnahmen entsprechend abstimmen, und (3) die verschiedenen therapeutischen Maßnahmen und Einrichtungen gegenüber dem Patienten als eine Behandlungseinheit dargestellt werden.

4.2 Räumliche und technisch-apparative Voraussetzungen

Standard 12

Zur Ausstattung gehören Räume für die Therapeuten, Gruppenräume und ein Raum mit ausreichenden Lagermöglichkeiten, weiterhin ein Zugang zu Laboruntersuchungen.

Hinweise, Erläuterungen zu Standard 12

Es muß die Möglichkeit zu Einzelgesprächen zwischen Therapeuten und Patienten geben. Im Sprechzimmer des Arztes müssen Notfallbehandlungen, kleinere chirurgische Eingriffe wie das Spalten von Abszessen und ähnliches, Verbandwechsel, körperliche Untersuchungen, aber auch Gespräche und weitere ärztliche Aktivitäten möglich sein.

Teile der psychotherapeutischen Behandlung, aber auch andere Aktivitäten können bei Abhängigen in der Gruppe durchgeführt werden.

Ein Minimum an Medikamenten, Verbandsstoffen und medizinisch-technischem Gerät muß vorgehalten werden, desweiteren auch an Laborgrundstoffen. Wünschenswert ist die Möglichkeit zu einer initialen Spiegelbestimmung von Methadon. Ein Analysegerät für die laufende Kontrolle des Nebenkonsums ist notwendig. Im gleichen Raum können gegebenenfalls auch die Vorbereitung und die Durchführung des Versandes erfolgen, falls Blut- oder Urinproben zu verschicken sind. Alternativ genügt ein Zugang zu Labormöglichkeiten von Dritten.

4.3 Fachliche Anforderungen an das Personal

Standard 13

Der Arzt soll folgende Qualifikationen aufweisen:

- allgemeinärztliche Kenntnisse,
- Kenntnisse im Umgang mit HIV-Patienten und ihren Erkrankungen,
- Fähigkeit, toxikologische Befunde zu beurteilen,
- Kenntnis der Suchtproblematik,
- Kenntnisse der Psychopharmakologie,
- psychiatrisches Basiswissen,
- Kenntnis der Infrastruktur der Drogenhilfe,
- Kenntnis in Gesprächsführung und
- Kenntnis des Betäubungsmittelrechts.

Hinweise, Erläuterungen zu Standard 13

Der Arzt wird es häufig mit allgemeinärztlichen Problemen zu tun haben, z. B. mit typischen Begleiterkrankungen bei Drogenabhängigen. Er wird insbesondere mit HIV-infizierten Patienten konfrontiert sein und die Auswirkungen dieser Krankheit kennen müssen. Toxikologische Befunde muß er beurteilen können, damit er entsprechende Schlüsse aus eventuellem Nebenkonsum auf die aktuelle Situation des Abhängigen ziehen kann. Über Halbwertszeiten und Wirkungsmechanismen einzelner typischer Sucht- und Ersatzstoffe muß er unterrichtet sein, um Schlüsse für die weitere Substitution ziehen zu können. Da die von ihm zu substituierende Klientel in der Regel unter zahlreichen psychischen Störungen leidet, muß der Arzt imstande sein, dies zu erkennen, um den Patienten gegebenenfalls an einen Facharzt zu verweisen. Kenntnis psychologischer Gesprächsführungstechniken sind bei der schwierigen Klientel unerläßlich.

Standard 14

Der Diplom-Psychologe soll folgende Qualifikationen haben:

- Klinischer Psychologe/Psychotherapeut nach den Richtlinien des BDP bzw. des Akkreditierungsausschusses der Föderation deutscher Psychologenvereinigungen e.V. oder
- Zusatzausbildung (Weiterbildung) für die Behandlung von Abhängigen und
- Kenntnis der Infrastruktur der Drogenhilfe.

> **Hinweise, Erläuterungen zu Standard 14**
>
> Wenn ein Psychotherapeuten-Gesetz verabschiedet wird, gelten die dort getroffenen Regelungen.

Standard 15

Der Sozialarbeiter und Diplom-Sozialpädagoge soll folgende Qualifikationen aufweisen:

- Zusatzausbildung für die Behandlung von Abhängigen und
- Kenntnis der Infrastruktur der Drogenhilfe.

> **Hinweise, Erläuterungen zu Standard 15**
>
> Die erforderliche Qualifikation ist von einem Ausschuß der DHS (Deutsche Hauptstelle gegen die Suchtgefahren) und des VDR (Verband der Rentenversicherungsträger) definiert worden und soll diesen Bedingungen entsprechen. Die DHS hat Grundsätze für die Zusatzausbildung, der VDR Erläuterungen zu den Auswahlkriterien zur Beurteilung von Weiterbildungen für Einzel- und Gruppentherapeuten (Tätigkeitsfeld Sucht) gemäß Anlage 1 der Suchtvereinbarung der Verbände der Kranken- und Rentenversicherungsträger vom 20.11.1978 bzw. gemäß § 5 Abs. 4 der Empfehlungsvereinbarung Ambulante Rehabilitation Sucht vom 29.1.1991 entwickelt und publiziert.

Standard 16

Das medizinische Personal soll folgende Merkmale aufweisen:
- Krankenschwester/-pfleger oder Arzthelferin und
- besonderes Interesse am Umgang mit Suchtkranken und entsprechende Erfahrungen.

Hinweise zu Standard 16

Bei Ambulanzen, in denen Patienten mit psychischen und psychiatrischen Störungen behandelt werden, ist eine Ausbildung als Fachkrankenschwester/-pfleger von Vorteil.

4.4 Personalschlüssel

Standard 17

Eine therapeutische Einrichtung soll folgende fachliche Minimalbesetzung aufweisen:

- ein Arzt,
- eine Krankenschwester/ein Krankenpfleger,
- ein Diplom-Psychologe und
- ein Sozialarbeiter/Diplom-Sozialpädagoge,

jeweils mit den in Standards 13 bis 16 genannten Kompetenzen.

Standard 18

Der Personalschlüssel lautet für die einzelnen Berufsgruppen:

Medizinische Maßnahmen	1 Arzt:	40 Patienten
Psychotherapeutische Maßnahmen	1 Dipl.-Psychologe:	40 Patienten
Soziale Maßnahmen	1 Sozialarbeiter:	20 Patienten
Aufgaben der Krankenschwester/-pfleger	1 Mitarbeiter/-in:	40 Patienten

Hinweise, Erläuterungen zu Standards 17 und 18

Standards 17 und 18 gelten nur, wenn gemäß Standard 11 alle therapeutischen Maßnahmen einschließlich der Substitution an einer Stelle durchgeführt werden. Sind Arztpraxen einbezogen, die überwiegend nur die Substitution durchführen, gilt eine Obergrenze von 20 substituierten Patienten pro Praxis. Ausnahmen können bei gegebenen fachlichen und strukturellen Voraussetzungen von der Kommission gemäß Standard 21 ermöglicht werden. Für die kooperierenden Einrichtungen (psychotherapeutische und soziale Maßnahmen) gemäß Standard 11 gelten die zutreffenden Personalschlüssel aus Standard 18. Der Schlüssel muß je nach Störungs- und Verwahrlosungsgrad der Substituierten nach oben oder unten modifiziert werden. Im Einzelfall können sich unterschiedliche Berufsgruppen gegenseitig ersetzen, soweit die geforderten Kompetenzen gemäß Standards 13–16 gewährleistet sind.

4.5 Fortbildung und Supervision

Standard 19

Eine regelmäßige Fortbildung für alle Berufsgruppen ist erforderlich.

> **Hinweise, Erläuterungen zu Standard 19**
>
> Die Fortbildung soll regelmäßig über neuere Entwicklungen der Behandlung von Drogenabhängigen insgesamt, und der Substitution mit Methadon speziell, informieren. Sie kann hausintern oder extern durchgeführt werden.

Standard 20

Für die therapeutische Tätigkeit ist eine Supervision für alle Berufsgruppen erforderlich.

> **Hinweise, Erläuterungen zu Standard 20**
>
> Die schwierige Arbeit mit Drogenabhängigen (u.a. geringe Behandlungsmotivation, Manipulationsversuche) erfordert eine regelmäßige Supervision aller beteiligten Mitarbeiter. Dazu gehört die Fallbesprechung ebenso wie die Besprechung von Problemen, die im Zusammenhang mit dem Umgang mit Abhängigen auftreten. Beides ist dann besonders wichtig, wenn die verschiedenen Maßnahmen für die Behandlung in unterschiedlichen Einrichtungen stattfinden (vgl. Standard 11). Darüber hinaus ist ein enger Kontakt mit dem Fachteam sicherzustellen (vgl. Standard 9).

4.6 Kommission

Standard 21

Eine interdisziplinäre Kommission aus Fachleuten wird zur Kontrolle und Förderung einer qualifizierten Arbeit eingesetzt. Das Gremium erhält zumindest folgende Aufgaben:

1. Erarbeitung von Vorschlägen und Unterstützungsmaßnahmen (z. B. Fortbildung) zur besseren Umsetzung der Standards.
2. Sicherstellung einer qualifizierten Behandlung durch die Überprüfung der Einhaltung der Standards.
3. Prüfung der von dem Fachteam vorgenommenen Indikationsstellungen für eine Substitution nach den Standards 31.1–3, 32 und 34 (Stichproben) bzw. Standard 31.4 (Einzelfall).
4. Prüfung der von dem Fachteam vorgenommenen Indikationsstellungen aufgrund einer Ausnahmeregelung gegenüber den Standards 29–34 (Einzelfall).
5. Prüfung der Vergabe von Methadon-Dosen nach Hause gemäß Standard 42 (Stichproben)
6. Prüfung der Beendigung der Substitution durch den Therapeuten gemäß Standards 48–50 und 52 (Stichproben).
7. Prüfung von weiteren Ausnahmeregelungen (Einzelfall).

Hinweise, Erläuterungen zu Standard 21

Die Kommission soll als externe Instanz Hilfestellung leisten und Praktiker bei der Umsetzung der Standards unterstützen, aber auch die Einhaltung der Standards kontrollieren.

Die Kommission sollte nicht mehr als fünf Personen unterschiedlicher beruflicher Herkunft mit fachlicher Erfahrung umfassen. Sie kann z. B. bei der zuständigen Landesärztekammer angesiedelt sein.

5 Diagnostische Abklärung

Hinweise, Erläuterungen zu Kapitel 5

Die diagnostische Abklärung einschließlich psychiatrisch-neurologischer Untersuchungen im Sinne eines Assessments der Situation des einzelnen Patienten ist die zentrale Voraussetzung für die Ausarbeitung des Behandlungsplans durch das Fachteam (Standards 7 und 8) im Hinblick auf die medizinischen, psychotherapeutischen und sozialen Maßnahmen (Kapitel 8), einschließlich der Indikation für eine Substitution (Kapitel 6). Dieses Assessment soll dazu beitragen, daß dem Patienten die für ihn am ehesten Erfolg versprechende Behandlung empfohlen und vermittelt wird. Ist er zu keiner anderen Behandlung als zu einer Substitution bereit, hat das Assessment zu klären, ob für diese Präferenz nachvollziehbare Gründe vorhanden sind, und ob der Therapeut eine Substitution als sinnvoll und realisierbar einschätzt. Außerdem dient das Assessment einer Klärung der gegenseitigen Erwartungen an die Behandlung sowie der Bearbeitung unrealistischer Ziele des Patienten.

Diagnostik, Therapieplanung und Durchführung therapeutischer Maßnahmen sind gerade bei Drogenabhängigen nicht streng zeitlich zu trennen, sondern stehen in einem wechselseitigen Prozeß. Um zu vermeiden, daß der Patient den therapeutischen Kontakt aufgibt bevor die Diagnostik und Therapieplanung abgeschlossen wurde, ist es unter strenger Beachtung bestimmter Regeln (vgl. Standards 32 und 33) möglich, eine Indikation für eine zeitlich befristete Substitution zu treffen. Damit soll der Abschluß der Diagnostik und Therapieplanung sichergestellt werden.

Die wichtigsten Informationen sind in standardisierter Form zu dokumentieren (vgl. Kapitel 9).

5.1 Anlaß und Situationsabklärung für die Behandlung

Standard 22

Eingangs zu klären sind der Anlaß für den Behandlungswunsch (z.B. medizinische Probleme, drohende Strafverfolgung, finanzielle Engpässe, drohender Stellenverlust) sowie die damit verbundenen Erwartungen. Beides ist für Durchführbarkeit und Dauer der Behandlung sowie die Compliance des Patienten von Bedeutung. Unrealistische Erwartungen sind zu besprechen.

Standard 23

Die gegenwärtigen Lebensverhältnisse sind abzuklären.

Hinweise, Erläuterungen zu Standard 23

Die gegenwärtigen Lebensverhältnisse sind für die Durchführbarkeit der Behandlung mitbestimmend. Abzuklären sind dabei z. B. Wohn- und Arbeitssituation, relevante Beziehungen, rechtlicher Status, finanzielle Lage. So sind beispielsweise Obdachlosigkeit oder eine berufliche Tätigkeit, die das regelmäßige Erscheinen verhindert, erschwerende Voraussetzungen für eine ambulante Behandlung, so daß entsprechende Änderungen beziehungsweise Hilfen von Beginn an einzuplanen sind.

Insbesondere sind Schlüsselpersonen zu eruieren, die für den Patienten und mögliche Veränderungen seiner Lebenssituation wichtig sind im Sinne der Unterstützung oder Behinderung der Therapieziele. Veränderungswünsche und Veränderungsbereitschaft sind anzusprechen. Zusammenleben mit einem drogenabhängigen Partner, der sich selbst nicht in Behandlung begeben will, ist z. B. eine schlechte Voraussetzung für eine ambulante Behandlung (ob mit oder ohne Substitution).

5.2 Anamnese

Standard 24

Für die Anamnese sollen folgende Informationen erfaßt werden:

1. Allgemeine Lebensgeschichte einschließlich Lebensbewährung und Bewährungsdefiziten
2. Geschichte des Substanzmißbrauchs und der damit verbundenen psychischen Funktionsstörungen
3. Geschichte früherer Behandlungsversuche und Rückfälle
4. Bisherige Krankheiten im somatischen und psychiatrischen Bereich und deren Behandlung.

Hinweise, Erläuterungen zu Standard 24

Eine gute Kenntnis der Lebensgeschichte des Betroffenen ist unerläßlich. Anteilnehmendes Interesse an der Biographie ist außerdem eine wichtige Voraussetzung für die Herstellung einer tragfähigen Beziehung, die ihrerseits das wichtigste präventive Element gegen kurzschlüssige Therapieabbrüche (von beiden Seiten) bildet.

Die anamnestische Klärung des Substanzmißbrauchs betrifft Art und Applikation der verwendeten Substanzen, Charakterisierung der Gebrauchsmuster einschließlich Häufigkeit, Dosierungen, Begleitumständen und Auftreten von Entzugserscheinungen einschließlich Art und Schweregrad der Symptomatik. Dazu kommen Fragen danach, was von den geschilderten Konsumgewohnheiten erwartet wird, welche Absichten damit verbunden sind, wer allenfalls personell dabei eine Rolle spielt, wieweit diese Erwartungen erfüllt werden und welche Schwierigkeiten damit aufgetreten sind. Beobachtungen über Veränderungen an der eigenen Person, über Reaktionen aus dem Umfeld und über Konsequenzen des Suchtverhaltens generell sind einzubeziehen.

Die mit dem langjährigen Substanzmißbrauch verbundenen psychischen Funktionsstörungen sind für die Therapieplanung ebenfalls wichtig:

1. Wahrnehmungsstörungen
   - Zahlreiche, ursprünglich neutrale, interne und externe Reize wirken als konditionierte Stimuli für abhängigkeitsbezogenes Erleben und Verhalten (z.B. Entzugserscheinungen, Wunsch nach Droge, Beschaffung, Konsum)
2. Gedächtnisstörungen
   - starke Konzentrationsstörungen
3. Denkstörungen
   - langandauernde Perioden zwanghaft eingeschränkter Gedanken über Rauscherlebnisse, über erneuten Konsum und geeignete Wege zur Beschaffung der Drogen
   - einseitige Problemlösung durch Flucht in erneute Drogeneinnahme
4. Sprachstörungen
   - eingeschränktes Sprachrepertoire für emotionale Äußerungen
   - drogenbezogenes, eingeschränktes Sprachrepertoire (bei jungen Drogenabhängigen)
5. Emotionale Störungen
   - unausgeglichenes und situationsunangepaßtes, impulsives, verbal und körperlich aggressives Verhalten, Rückzugstendenzen, Suizidalität

- je nach Substanz und Drogenkonsum depressives bzw. euphorisches Verhalten
- Wechsel zwischen schwachem und übersteigertem Selbstwertgefühl

6. Motivationsstörungen
   - geringe Kompromißfähigkeit
   - geringe Fähigkeit zur Bewältigung schwieriger Situationen und langwieriger Aufgaben
   - geringe Toleranz gegenüber verzögerten Erfolgserlebnissen
   - geringe Fähigkeit im Umgang mit Mißerfolgen
7. Störung der Psychomotorik
   - stark verlangsamte oder agitierte Psychomotorik (je nach pharmakologischer Wirkung der Substanzen)

Informationen über eigenständige Abstinenzversuche, bisherige Therapieerfahrungen, unterstützende Personen sowie Rückfallverläufe geben wichtige Anhaltspunkte dafür, worauf bei einer erneuten Behandlung besonderes Gewicht gelegt werden soll. Eine negative Verarbeitung gescheiterter Therapieversuche kann zu einem Belastungsfaktor werden. Interne und externe Auslöser für frühere Therapieversuche sind ebenfalls für die Therapieplanung wichtig.

Bei den bisherigen Krankheiten im somatischen und psychiatrischen Bereich ist zu unterscheiden zwischen Störungen, die aufgrund des Substanzmißbrauchs entstanden sein können, Störungen im Vorfeld des Mißbrauchs (wobei dieser eine ungeeignete Form eines Selbstheilungsversuchs gewesen sein kann) und interkurrenten, nicht direkt mit dem Mißbrauch zusammenhängenden Störungen. Daraus ergeben sich wichtige, mit dem Patienten zu besprechende Hinweise, etwa zur Korrektur untauglicher „Selbstmedikation“ oder auf die Vermeidbarkeit von Folgekrankheiten.

Bei der gesamten Anamnese sind neben der Erfassung der individuellen Störungen und der problematischen Rahmenbedingungen durchgängig auch die positiven Aspekte im Sinne stützender und protektiver Faktoren für eine zukünftige erfolgreiche Behandlung zu erfassen. Dazu gehören z.B. die Einflußfaktoren für den Beginn eigenständiger Behandlungsversuche, emotionale und soziale Stärken sowie Interessen im privaten und beruflichen Bereich. Dieser Teil kommt bei der Anamnese und Diagnostik häufig zu kurz.

5.3 Diagnostik

Standard 25

Der aktuelle **somatische Status** wird erhoben, wobei je nach Ergebnis der Befunderhebung zusätzliche Laboruntersuchungen zu empfehlen sind.

Hinweise, Erläuterungen zu Standard 25

Die Erhebung des somatischen Status soll folgende Bereiche umfassen:

1. Körperfunktionen: Gewicht, Ernährungszustand, Allgemeinzustand, Puls, Blutdruck
2. Abhängigkeit von einer Hauptsubstanz
3. Zusätzlicher Mißbrauch anderer psychoaktiver Substanzen
4. Körperliche Begleit- und Folgeerkrankungen (z. B. im Bereich der Lymphknoten, des Magens und Darms, der Lungen, Leber und des Herzens sowie Haut- und Geschlechtskrankheiten, Lähmungen, Zahnerkrankungen).
5. Neurologischer Bereich

Bei den Laboruntersuchungen soll routinemäßig an Leberfunktionsproben sowie an Schwangerschaftstests gedacht werden, da bei floriden Leberfunktionsstörungen oder Frühschwangerschaft besondere Vorsicht angezeigt ist. Tests auf durchgemachte Hepatitiden sind von epidemiologischem und individuellem Interesse. Ein HIV-Screening Test ist zu empfehlen, verbunden mit einer Beratung, soll aber nicht ohne Wissen oder gegen den Willen des Patienten durchgeführt und nicht zur Vorbedingung einer Behandlung gemacht werden.

Standard 26

Der aktuelle **psychische Status** wird abgeklärt.

Hinweise, Erläuterungen zu Standard 26

Fragen des Psychostatus, die der Abklärung von Bewußtsein, Denkfunktionen, des Affekts, der Psychomotorik und des Vegetativen dienen, lauten z. B. wie folgt:

Psychischer Zustand	gut mäßig schlecht nicht sicher zu beurteilen

– Schlafstörungen?	Einschlafstörung Durchschlafstörung frühes Erwachen andere keine
– Appetitstörungen?	vermehrter Appetit verminderter Appetit vermehrter Durst keine Veränderungen
– Bewußtseinsstörungen?	schläfrig, aber ansprechbar verwirrt, desorientiert schlafend, aber weckbar nicht weckbar bis komatös keine Störung
– Ist der Patient betrunken oder „verladen“? (unter Drogeneinfluß?)	leicht mittel schwer fraglich nein
– Wahrnehmungsstörungen? (Halluzinationen, Illusionen, Verkennungen der Realität?)	vorhanden ausgeprägt vorhanden fraglich keine Störung erkennbar
– Formale Denkstörungen? (blockiert, zerfahren, konzentrations-/auffassungsgestört, konfabulierend)	schwach mittel schwer fraglich keine Störung erkennbar
– Inhaltliche Denkstörungen? (äußert Wahninhalte?)	schwach mittel schwer fraglich keine Störung erkennbar
– Störungen der Psychomotorik?	verlangsamt agitiert gespannt unruhig anderes keine Störung

– Störungen des Affekts?	depressiv euphorisch (manisch) dysphorisch parathym ambivalent introvertiert ängstlich innerlich unruhig ratlos voller Schuldgefühle voller Insuffizienzgefühle weinerlich anderes keine Störung
– Suizidalität?	vorhanden fraglich nicht vorhanden

Das Schweregrad-Rating ist die subjektive Einschätzung des/der Untersuchenden. Die Skala reicht von 0 (keine Behandlung nötig) bis 9 (Behandlung absolut notwendig wegen extrem schwieriger Situation).

Die Anwendung von psychodiagnostischen Tests ist nur bei besonderer Indikation zu empfehlen und dem Patienten angemessen zu erklären (z.B. Verdacht auf hirnorganische Störungen).

Standard 27

Zur diagnostischen Abklärung gehört die Erfassung von Entwicklungsstörungen im Bereich der Lebensführung und die Erfassung aktueller sozialer Störungen.

Hinweise, Erläuterungen zu Standard 27

Von den Entwicklungsstörungen im Bereich der Lebensführung aufgrund eines frühzeitigen Beginns des Substanzmißbrauchs sind insbesondere zu erfassen:

- altersunangepaßtes „kindisches“ Verhalten (z.B. keine Übernahme von Verantwortung)
- fehlende Fähigkeit zu einer selbständigen Lebensführung
- mangelnde Freizeitgestaltung

- fehlende oder lediglich drogenkonsumierende Bezugsgruppe
- fehlende Fähigkeit zur Partnerschaftsbildung (oder nur auf Drogenerwerb zweckbezogen, häufig verbunden mit Partnerschafts- und Sexualstörungen)
- Vernachlässigung der Körperhygiene und Kleidung

Zu den aktuellen sozialen Störungen gehören z.B.

- kriminelle Verhaltensweisen (über übliche Beschaffungskriminalität hinausgehende Straftaten wie Körperverletzung, umfangreicher Handel)
- Arbeitsunfähigkeit (fehlende oder abgebrochene Schul- und Berufsausbildung; wiederholte Erwerbslosigkeit; zahlreiche, wenig qualifizierte Kurzzeittätigkeiten)
- Prostitution.

Zu allen Fällen muß geklärt werden, ob die Störungen vor Beginn des Mißbrauchsverhaltens oder erst im Verlauf eintraten (wichtig für Behandlungsplanung).

5.4 Einbeziehung von Drittpersonen

Standard 28

Für die Therapie- und Lebensplanung ist die Einbeziehung von Schlüsselpersonen notwendig.

Hinweise, Erläuterungen zu Standard 28

In aller Regel wird ein solcher Einbezug von Drittpersonen mit dem Patienten besprochen und nur in seinem Einverständnis gehandelt. Je nach Situation kann aber unter Umständen erwogen werden, die Einleitung und Durchführung einer bestimmten Behandlungsform davon abhängig zu machen, daß Drittpersonen einbezogen werden. Das gilt etwa für die Eltern Jugendlicher, noch zuhause lebender Drogenabhängiger und für Lebenspartner Drogenabhängiger, wenn eine ambulante Behandlung vorgesehen ist, mit oder ohne Substitution.

Ob tatsächlich eine Opiatabhängigkeit im geschilderten Ausmaß und von der geschilderten Dauer besteht, setzt unter Umständen die Einforderung von Auskünften durch Hausärzte oder von früheren Krankengeschichten voraus. Dafür ist eine Entbindung der betreffenden Ärzte von der beruflichen Schweigepflicht erforderlich. Verweigert der Patient eine solche Entbindung, sind die Gründe dafür eingehend zu besprechen; ob eine Behandlung zustande kommen kann, hängt vom Ergebnis dieser Auseinandersetzung ab.

Größte Zurückhaltung ist geboten bei der Einholung von Fremdauskünften durch aktuelle Arbeitgeber oder durch andere Instanzen, wenn damit ein soziales oder strafrechtliches Risiko für den Patienten verbunden ist.

6 Indikation und Behandlungsziele

Hinweise, Erläuterungen zu Kapitel 6

Eine wissenschaftlich untermauerte, von Fachleuten mehrheitlich akzeptierte und damit etablierte Differentialindikation für die Zuordnung opiatabhängiger Patienten zu einer Behandlung mit oder ohne Substitution existiert bisher nicht. Die Definition entsprechender Indikationsgruppen auf der Grundlage empirischer Langzeituntersuchungen stellt deshalb ein wichtiges Forschungsziel dar. Aus den bisher vorliegenden Untersuchungen geht lediglich hervor, daß sozial noch voll integrierte und ein äußerlich unauffälliges Leben führende Opiatabhängige erhöhte Chancen haben, bei der Behandlung mit Opiatantagonisten abstinent zu bleiben, während Opiatabhängige mit einer bisher recht kurzen Drogenkarriere (bis zu zwei Jahren) und zusätzlich die späten Aussteiger eine erhöhte Chance aufweisen, in drogenfreien Programmen erfolgreich zu sein. Beim überwiegenden Teil der zwei oder mehr Jahre opiatabhängigen Patienten sind hingegen bisher keine verläßlichen Prädiktoren bekannt, die eine erfolgreiche Differentialindikation erlauben.

Der Weg zur Abstinenz im Rahmen stabiler emotionaler und sozialer Entwicklung führt im Normalfall über einen unterschiedlich langen therapeutischen Weg mit mehreren Teilzielen, hat also Prozeßcharakter. Eine oder mehrere „Teilstrecken" können dabei mit der Substitution verknüpft sein, wobei diese jeweils Teil eines Maßnahmenbündels ist und nur im Ausnahmefall eine singuläre Maßnahme darstellt. Substitution kann eine Teilmaßnahme im Rahmen eines Gesamtbehandlungsplans sein. Spezielle Schwierigkeiten bereitet dabei die Tatsache, daß Substitution zu den ersten Maßnahmen gehören kann und damit scheinbar in Konkurrenz zu anderen Maßnahmen tritt. Weiterhin kann die Behandlung auf der Stufe der Substitution über längere Zeit stehenbleiben und damit den Anschein einer eigenständigen und abschließenden Behandlungsmaßnahme erzeugen.

In den folgenden Standards wird die Indikation in einem prozeßhaften Vorgehen entschieden: Es wird zunächst geprüft, ob die grundsätzlichen Voraussetzungen für eine Substitution vorliegen (Standard 29). Ist dies gegeben, wird in einem zweiten Schritt geprüft, ob eine der wenigen zeitlich nicht befristeten Indikationen zutrifft (Standard 31.1–3), oder ob eine Kontraindikation (Standard 30) die Substitution auf jeden Fall verhindert. Bei den dann noch verbleibenden Patienten wird zunächst versucht, diese zu einer Behandlung ohne Einbeziehung von Substitution zu motivieren. Gelingt dies nicht, erfolgt eine Indikation für eine zeitlich befristete Substitution bis zu sechs Monaten („Diagnostische Indikation“ gemäß Standards 32 und 33) soweit der Therapeut dies für sinnvoll hält. In dieser Zeit wird zum einen weiterhin versucht, den Patienten für eine Behandlung ohne Substitution zu motivieren, zum anderen wird geprüft, inwieweit die Voraussetzungen gemäß den Erläuterungen zu Standard 32 für eine nicht befristete Substitution beim Patienten vorliegen.

Dieses schrittweise Verfahren führt dazu, daß wahrscheinlich mehr Patienten als bisher eine (befristete) Substitution erhalten können (diagnostische Indikation). Um die Gefahr des Mißbrauchs einzudämmen, darf (1) der Zeitraum von sechs Monaten auf keinen Fall überschritten werden, und muß (2) die möglicherweise anschließende Überleitung in eine nicht befristete Substitution gemäß Standard 31.4 durch die Kommission (Standard 21) überprüft werden.

Völlig getrennt von dem beschriebenen schrittweisen Vorgehen steht die Indikation für eine kurzzeitig befristete Substitution aufgrund genau definierter situativer Bedingungen (Überbrückungsindikation; Standard 34).

Die verschiedenen Formen der Indikation und das beschriebene Vorgehen sollen auf der einen Seite gewährleisten, daß möglichst viele Drogenabhängige in Behandlung kommen und eine weitere Verschlimmerung ihrer Situation vermieden wird. Auf der anderen Seite soll durch die Befristung und die notwendigen Bemühungen des Therapeuten, den Patienten für eine Behandlung ohne Substitution zu gewinnen, die langfristige Zielsetzung des therapeutischen Prozesses im Auge behalten werden (Standard 1).

Alle Entscheidungen über eine Indikation gemäß Standards 29–34 werden von dem Fachteam getroffen (Standards 7 und 8) und unterliegen in unterschiedlicher Form der Prüfung durch die Kommission (Standard 21).

6.1 Grundsätzliche Voraussetzungen für eine Substitution

Standard 29

Grundsätzliche Voraussetzungen für die Indikationsstellung zur Substitution:
- Mindestalter 18 Jahre (Selbstverantwortung und Zustimmungsfähigkeit des Patienten)
- Manifeste Opioidabhängigkeit seit zwei Jahren (soll dokumentiert sein)
- Soziale Substitutionsfähigkeit (fester Wohnsitz, regelmäßiges Erscheinen, Zustimmung zu notwendigen Rehabilitationsmaßnahmen, Kontrollen und Begleituntersuchungen)

Hinweise, Erläuterungen zu Standard 29

Trotz der in der Einleitung zu Kapitel 6 formulierten Vorbehalte besteht heute weitgehender Konsens über die generellen Voraussetzungen für die Substitution mit Methadon auf der Patientenseite. Zu den Ausnahmen vgl. die Erläuterungen zu Standard 32. Andere Ausnahmen sind besonders genau zu begründen und zu dokumentieren. Hat der Patient einen drogenabhängigen Partner, muß besonders sorgfältig geprüft werden, ob die Voraussetzungen für eine Substitution vorliegen. Bei Obdachlosigkeit ist auch Standard 57 zu berücksichtigen.

6.2 Kontraindikationen

Standard 30

Die medizinischen Kontraindikationen für eine Substitution mit Methadon ergeben sich aus der Zusammenstellung von Gegenanzeigen und Anwendungsbeschränkungen, Nebenwirkungen und Wechselwirkungen, z.B. nach der jeweils gültigen Fachinformation (Gegenanzeigen).

Hinweise, Erläuterungen zu Standard 30

Absolute Gegenanzeigen bestehen nicht, die Anwendungsbeschränkungen konzentrieren sich auf die zentralsedierende, anticholinerge und analgetische (Verdecken anderer Beschwerden) Wirkung. Sie sind im Rahmen der medizinischen Voruntersuchung zu klären.

6.3 Indikationen für eine nicht befristete Substitution

Standard 31

In folgenden Fällen gilt eine nicht befristete Substitution:

1. Drogenabhängigkeit bei schweren konsumierenden Erkrankungen
2. Drogenabhängigkeit bei opioidpflichtigen Schmerzzuständen
3. Drogenabhängigkeit bei AIDS
4. Drogenabhängigkeit, bei der im Verlauf der Behandlung (diagnostische Indikation nach Standard 32) deutlich wurde, daß für den Patienten eine nicht befristete Substitution notwendig ist und die Voraussetzungen dafür vorliegen.

Hinweise, Erläuterungen zu Standard 31

Es werden zunächst die Indikationen genannt, bei denen aufgrund des Krankheitsbildes von einer nicht befristeten Substitution auszugehen ist (31.1–3). Das bedeutet aber nicht, daß jeder Patient dieser drei Gruppen zwangsläufig substituiert werden muß. Für die Indikationen nach Standards 31.1–3 gelten die grundsätzlichen Voraussetzungen für eine Substitution nach Standard 29 nicht.

Dazu kommt unter 31.4 eine Indikation, die aufgrund der therapeutischen Erfahrungen und der diagnostischen Informationen während einer befristeten Substitution (diagnostische Indikation) getroffen wird (siehe dazu Standard 32).

Auch eine nicht befristete Indikation bedeutet nicht, daß die jeweiligen Therapeuten ihre Sorgfaltspflicht in Hinblick auf die therapeutische Zielsetzung vernachlässigen dürfen (siehe Standard 1). Insbesondere bei der Indikation nach 31.4 soll regelmäßig überprüft werden, ob die Indikation fortbesteht.

6.4 Indikationen für eine befristete Substitution

Standard 32

Die Indikation für eine aus diagnostischen Gründen befristete Substitution wird dann gestellt, wenn die Indikationen für eine zeitlich nicht befristete Substitution nicht zutreffen (Standard 31.1–3), der Therapeut eine zusätzliche diagnostische Phase für nötig hält, um die Frage der therapeutischen Maßnahmen einschließlich einer Substitution zu klären (diagnostische Indikation) und der Patient dieser Maßnahme zustimmt.

Hinweise, Erläuterungen zu Standard 32

Der Standard soll dem Therapeuten die Prüfung der Frage erleichtern, ob im Rahmen des Gesamtbehandlungsplans eine zeitlich nicht befristete Substitution gemäß Standard 31.4 einerseits notwendig und andererseits therapeutisch realisierbar ist. Durch die auf sechs Monate befristete Substitution wird in vielen Fällen ein sofortiger Abbruch des Kontakts durch den Patienten vermieden und so dem Therapeuten erst die Möglichkeit gegeben, die diagnostische Abklärung und Therapieplanung durchzuführen. Dabei behält die Behandlung ohne Substitution das Primat bei den mit dem Patienten anzustrebenden Behandlungsmöglichkeiten. Im Rahmen der maximal sechs Monate sind folgende Maßnahmen durchzuführen:

1. Diagnostische Abklärung gemäß Standards 22 bis 28 (Kapitel 5) als Grundlage für die Therapieplanung.
2. Motivierung des Patienten zu einer drogenfreien Behandlung gemäß Standard 1.

Kann der Patient nicht zu einer drogenfreien Behandlung motiviert werden, gelten folgende weiteren Schritte, die sich in der zeitlichen Reihenfolge überschneiden:

3. Überprüfung der Fortschritte des Patienten bei den weiter unten formulierten Teilzielen der Behandlung während der zeitlich befristeten Substitution.
4. Abwägung des Therapeuten zwischen den Vor- und Nachteilen einer Beendigung bzw. einer zeitlich nicht befristeten Fortführung der Substitution gemäß Standard 31.4.
5. Abschluß der Therapieplanung einschließlich der Entscheidung über die Fortführung (Standard 31.4) bzw. Beendigung der Substitution (Standard 33) durch das Fachteam.

Bei der Entscheidung über eine nicht befristete Substitution nach Standard 31.4 sind die Fortschritte bei folgenden Teilzielen zu erfassen und zu bewerten:

Teilziel: Gesundheitliche Stabilisierung
Der Patient entwickelt hinreichende Compliance bei der medizinischen Behandlung (Infektionsbehandlung, Therapie von Begleiterkrankungen und Suchtfolgeerkrankungen, Zahnsanierung). Eine grundlegende Verbesserung des Gesundheitszustandes ist möglich.

- Teilziel: Soziale Stabilisierung
Der Patient ordnet und klärt seine persönlichen Lebensverhältnisse sowie seine innerfamiliären Beziehungen (Herkunftsfamilie, Partner-

schaft, Zusammenleben mit Kindern) im Rahmen seiner eigenen Wohnung oder eines betreuten Wohnprojektes. Er distanziert sich von der Drogenszene und verzichtet auf kriminelle Handlungen.

– Teilziel: Beendigung des Nebenkonsums
  Der Patient erprobt die Abstinenz von Opiaten (ausgenommen des Substitutionsmittels) und ist in der Lage, den Nebengebrauch anderer Substanzen (Alkohol, Barbiturate, Benzodiazepine, Kokain, Amphetamine und Cannabis) zu beenden bzw. den Nebenkonsum dieser Substanzen sukzessive zu reduzieren. Eine Ausweitung oder eine Verfestigung von polyvalenten und polytoxikomanen Nebengebrauchsmustern auf hohem Niveau sowie eine Verlagerung des Konsums auf andere Suchtstoffe ist ein Hinweis dafür, daß eine nicht befristete Substitution nicht indiziert ist (siehe auch Standards 48 bis 50 zum Nebenkonsum).
– Teilziel: Aktive Mitarbeit an sozial- und psychotherapeutischen Maßnahmen
  Der Patient ist zur aktiven Mitarbeit an den sozialtherapeutischen und psychotherapeutischen Maßnahmen, die als Bestandteil der Behandlung durchgeführt werden, motivierbar.

Insgesamt soll die diagnostische Indikation dazu dienen, eine präzise Indikationsstellung und Therapievorbereitung überhaupt erst zu ermöglichen. Dabei ist eine Behandlung ohne Substitution mit dem Patienten abzuklären und anzustreben, soweit der Patient dazu bereit ist.

Es besteht die Gefahr des Mißbrauchs der diagnostischen Indikation als Mittel zur unbefristeten Substitution. Deshalb steht am Ende der vorgegebenen diagnostischen Phase (maximal sechs Monate) auf jeden Fall die Indikation zu einer Behandlung ohne bzw. mit einer nicht befristeten Substitution nach Standard 31.4. Die Indikation dazu wird von dem Fachteam (Standards 7 und 8) gestellt und unterliegt der Prüfung durch die Kommission (Standard 21).

Standard 33

Die befristete Substitution nach Standard 32 ist auf maximal sechs Monate begrenzt.

Hinweise, Erläuterungen zu Standard 33

Die Betonung liegt bei diesem Standard auf der Maximaldauer von sechs Monaten. Es soll auf jeden Fall angestrebt werden, die diagnostische Phase in einer kürzeren Zeit abzuschließen. Sobald in dieser Phase deutlich wird, daß eine zeitlich nicht befristete Substitution nicht in Frage kommt, ist mit der Beendigung der Substitution noch in der diagnostischen Phase der sechs Monate zu beginnen, so daß auf jeden Fall gewährleistet ist, daß die sechs Monate Substitution **nicht** überschritten werden.

Standard 34

Die Indikation für eine kurzzeitig befristete Substitution („Überbrückungsindikation") ist situativ genau definiert.

Hinweise, Erläuterungen zu Standard 34

In seltenen Fällen ergibt sich die Notwendigkeit, sofort und für eine eng begrenzte Zeit eine illegale Opiatabhängigkeit in eine geregelte legale Abhängigkeit überzuführen. Charakteristische Beispiele sind:

- Drogenabhängigkeit mit lebensbedrohlichem Zustand im Entzug;
- Drogenabhängigkeit bei Patienten, die sich einer unbedingt notwendigen stationären Behandlung wegen einer akuten oder schweren Erkrankung unterziehen müssen, und denen gegen ihren Willen nicht gleichzeitig ein Drogenentzug zuzumuten ist;
- Drogenabhängige mit einer Schwangerschaft; nach der Entbindung gegebenenfalls Prüfung gemäß Standard 32
- Schüler und Studenten in Prüfungssituationen;
- Beschäftigte vor Beendigung einer größeren Arbeit und/oder Regelung eines wichtigen Auftrages (vor Antritt einer nachgewiesenen Entgiftungsbehandlung);
- Überbrückung einer Wartezeit bis zum Antritt einer nachgewiesenen Entgiftung in Hinblick auf Antritt einer drogenfreien Behandlung.

Es besteht die Gefahr des Mißbrauchs. Aus diesem Grund trifft die Entscheidung für eine kurzzeitig befristete Substitution zur Überbrückung einer momentanen Situation das Fachteam (Standards 7 und 8) und unterliegt dabei der Überprüfung durch die Kommission (Standard 21).

7 Durchführung der Substitution

Hinweise, Erläuterungen zu den Standards in diesem Kapitel

Die folgenden Dosierungshinweise beziehen sich ausschließlich auf das Levomethadon (z. B. L-Polamidon, 10 ml = 50 mg). Für das ebenfalls im Handel befindliche Racemat des Methadons gilt, daß die Dosis des Levomethadons mit 2 multipliziert werden muß, um für das Racemat eine Äquivalenz-Dosis zu erhalten. Grundsätzlich ist die gültige BtMVV einzuhalten.

7.1 Ersteinstellung

Standard 35

Der Beginn der Therapie bzw. die Festlegung der adäquaten Dosierung kann bei isolierter Opiatabhängigkeit ambulant erfolgen. Bei schwerwiegender Polytoxikomanie und internistischen oder psychiatrischen Begleiterkrankungen ist jedoch in der Regel zur Entgiftung eine stationäre Therapie sinnvoll.

Hinweise, Erläuterungen zu Standard 35

Wenn eine ausreichende medizinische Überwachung gesichert ist und der Patient weder polytoxikoman ist noch an einer behandlungsbedürftigen internistischen oder psychiatrischen Krankheit leidet, sind die Risiken der ambulanten Einstellung gering. Sie ist auch kostengünstiger. Insbesondere beim regelmäßigen Nebenkonsum von Benzodiazepinen und Barbituraten ist jedoch eine stationäre Einstellung angezeigt, weil beim Absetzen dieser Stoffe Krampfanfälle auftreten können. Wesentliche Vorteile einer stationären Vorgehensweise zu Beginn der Methadon-Substitution sind einfachere und leichter zu kontrollierende Einstellung der Initialdosis sowie ein intensiveres Kennenlernen des Patienten.

7.2 Dosierung

7.2.1 Initialdosis

Standard 36

Abhängig vom Gewicht des Patienten, etwaigen Angaben zum aktuellen Opiatkonsum bzw. auch zu früheren Methadon-Dosierungen beträgt die durchschnittliche initiale Tagesdosis bei Nichttoleranten 15, bei Toleranten 30 mg Levomethadon, in extremen Einzelfällen maximal 50 mg. Morgens wird eine Dosis von 15–20 mg Levomethadon verabreicht. Unter Berücksichtigung der Entzugs- bzw. Intoxikationssymptomatik (subjektiv und objektiv) wird am Nachmittag oder Abend des gleichen Tages die zusätzlich erforderliche Menge von 10–25 mg Levomethadon verabreicht. In den folgenden Tagen wird die morgendliche Dosis jeweils um 5 mg erhöht, die nachmittägliche Dosis um die entsprechende Menge reduziert, bis nach 1–6 Tagen die gesamte Dosis einmalig morgens verabreicht wird. In der ersten Woche ist die tägliche ärztliche Untersuchung erforderlich, später bei stabiler Dosierung zumindest einmal pro Woche. **Cave:** Überdosierung!

Hinweise, Erläuterungen zu Standard 36

Opiatabhängige sind gegenüber Opiaten tolerant und brauchen zur Unterdrückung der Entzugssymptome im Allgemeinen eine Dosis von 15–30 mg Levomethadon, in Einzelfällen bis zu 50 mg. Je höher die tägliche Opiat-Dosis, desto höher muß Methadon dosiert werden. Um eine Überdosierung zu vermeiden, wird die Dosis des ersten Tages in zwei Einzelgaben aufgeteilt. Die Wirkung des Methadons wird anhand der subjektiven Befindlichkeit und folgender objektiver Kriterien beurteilt: Pupillengröße, Darmgeräusche, Schwitzen, Frieren, Tremor und Stuhlfrequenz (Miosis und Darmstille zeigen Überdosis an). Bei Nebengebrauch von Benzodiazepinen und Barbituraten, die ausschleichend noch verabreicht werden (abhängig von der Dosis 1–6 Wochen), muß die Methadon-Dosis entsprechend der Reduktion der Benzodiazepine oder Barbiturate in den ersten Wochen evtl. gesteigert werden. Der gelegentlich von Patienten geäußerte Wunsch, das Methadon i.v. injiziert zu bekommen (z.B. wegen angeblich ungenügender Wirkung bei oraler Einnahme), ist abzulehnen.

7.2.2 Änderung der Dosis

Standard 37

Beim Auftreten von Entzugssymptomen, u.a. bei körperlicher Belastung oder internistischen Krankheiten (Erkältung, Grippe), kann die Dosis in Schritten von 5–10 mg Levomethadon erhöht werden. Nach jeder Dosisänderung ist eine zumindest einwöchige ärztliche Beobachtung erforderlich, bevor eine erneute Dosisänderung erfolgen kann. Die Reduktion der Methadon-Dosis, z.B. wegen Nebenwirkungen wie Schwitzen oder Sedierung, soll ebenfalls in zumindest wöchentlichen Abständen um nicht mehr als 5–10 mg erfolgen.

Hinweise, Erläuterungen zu Standard 37

Die Methadon-Dosis soll nicht als Mittel der Disziplinierung mißbraucht werden.

Standard 38

Bei einer Dosis von 15–20 mg Levomethadon soll eine weitere Reduktion mit dem Ziel des Ausschleichens bzw. der Beendigung der Substitution in Abhängigkeit vom subjektiven Empfinden des Patienten in kleineren Schritten (1.25 bis 2.5 mg) erfolgen. Der Entzug von den letzten 5–10 mg kann stationär erfolgen, evtl. dabei Verabreichung von Antidepressiva oder Carbamazepin.

Hinweise, Erläuterungen zu Standard 38

Durch die langsame Elimination von Methadon (Halbwertszeit um 24 Std.) wird der Effekt von Dosisänderungen erst allmählich sichtbar, so daß Über- und Unterdosierungseffekte mit Verzögerung auftreten. Beim Wunsch des Patienten nach Veränderung der Dosis sollte der Grund dafür exploriert werden, um „magische“ Effekte bzw. unrealistische Erwartungen einer Änderung der Methadon-Dosis auszuschließen.

Die Reduktion kann in mit dem Patienten vereinbarten Intervallen erfolgen, bei einer guten Arzt-Patienten-Beziehung kann aber auch vereinbart werden, daß der Arzt den Patienten nicht über die einzelnen Dosierungsschritte informiert, ihm aber versichert, daß die Dosis so allmählich reduziert wird, daß keine größeren Entzugssymptome auftreten werden.

7.2.3 Erhaltungsdosis

Standard 39

Wenn wesentliche somatische oder psychische Belastungen nicht aufgetreten bzw. zu erwarten sind, soll 1–3 Monate nach Beginn der Methadon-Substitution die Erhaltungsdosis gefunden sein. Eine Dosisänderung soll jetzt nur noch bei (unwahrscheinlichen) deutlichen Entzugssymptomen oder Nebenwirkungen erfolgen.

Hinweise, Erläuterungen zu Standard 39

Hinsichtlich der psychoaktiven und opiathungerstillenden Wirkung nimmt die Toleranz gegenüber Methadon nicht weiter zu, so daß eine konstante Wirkung bei gleichbleibender Dosierung erreicht ist. Die erforderliche Dosis kann sich bei interkurrenten Erkrankungen (möglichst objektivieren, z.B. Fieber messen), bei Verabreichung bestimmter Arzneimittel oder bei Aufnahme körperlicher Arbeit ändern. Inwieweit der Plasmaspiegel von Methadon zur Bestimmung der Erhaltungsdosis hilfreich ist, ist umstritten.

7.2.4 Maximaldosis

Standard 40

Eine Dosis von mehr als 50–60 mg Levomethadon **darf** nur in wenigen Einzelfällen bei ausgeprägten Entzugssymptomen (aufgrund von z.B. „rapid metabolizing“, Enzyminduktion durch Antikonvulsiva oder Rifampicin, siehe „Interaktionen 11.2.1(4)“), bei chronischen Schmerzzuständen sowie anderen chronischen Begleiterkrankungen und bei **sicherem** Ausschluß von Nebenkonsum erwogen werden. In diesen Fällen ist eine Bestimmung des Methadon-Plasmaspiegels hilfreich.

7.3 Abgabepraxis

Standard 41

Das Methadon wird als einmalige Tagesdosis verdünnt in Saft unter Aufsicht eingenommen (Nachspülen). Die Aufsicht hat durch den behandelnden Arzt oder durch sein dazu ausgebildetes und delegiertes medizinisches Personal zu erfolgen (Ausnahme siehe Standards 42 und 43). Bei Ausgabe durch qualifizierte Dritte (vgl. Standard 43) sind die Verantwortlichkeiten klar, erforderlichenfalls schriftlich zu regeln.

Hinweise, Erläuterungen zu Standard 41

Sowohl die Vergabe in einer Saftmischung als auch die Kontrolle der Einnahme durch qualifiziertes Personal sollte ausschließen, daß das Methadon z.B. unbeobachtet in einen mitgeführten Behälter ausgespuckt und zu Hause i.v. injiziert wird. Die tägliche Ausgabe sollte weitgehend zur gleichen Zeit stattfinden.

Standard 42

Nach erfolgreicher psychischer und sozialer Stabilisierung im Verlauf der Behandlung (vgl. Standards 56–63) kann die tägliche Methadon-Dosis z.B. am Wochenende oder zwei- bis dreimal pro Woche, in Einzelfällen auch für einen längeren Zeitraum, mitgegeben werden. Voraussetzung dafür ist der Ausschluß relevanten Nebenkonsums in den letzten 6–12 Monaten. Die Entscheidung darüber liegt bei dem Fachteam (Standards 7 und 8) und unterliegt der Überprüfung durch die Kommission (Standard 21).

Hinweise, Erläuterungen zu Standard 42

Kriterien für die Entscheidung, ob und wie oft dem Patienten das Methadon mitgegeben werden kann, sind aus fachlicher Sicht neben der psychischen und sozialen Stabilisierung der psychopathologische Befund (z.B. keine Mitnahme bei fraglicher Suizidalität), die Methadon-Dosis und der Nebengebrauch anderer psychoaktiver Substanzen.

Bei schon langfristiger psychosozialer Stabilisierung und auch bei bestimmten Situationen (z.B. beruflich bedingte Reisen in Orte oder Länder, wo eine Methadon-Abgabe nicht möglich ist, sollte das Methadon auch für eine Woche mitgegeben werden. Eine Abgabe über einen derartig langen Zeitraum verstößt allerdings gegen derzeitige Bestimmungen.

Cave: Bei Mitnahme nach Hause muß sichergestellt sein, daß eine Einnahme durch nichtsüchtige Erwachsene und insbesondere durch Kinder ausgeschlossen ist. 50 mg Levomethadon können für einen nichtabhängigen Erwachsenen tödlich sein.

Standard 43

Bei körperlich schwerkranken Patienten (z. B. in Spätstadien der HIV-Infektion), denen ein täglicher Gang zum Arzt oder zur Klinik nicht möglich ist, kann in Zusammenarbeit mit geeigneten Institutionen (z. B. AIDS-Hilfe, Wohlfahrtsverbände, in Einzelfällen Angehörige) die Abgabe so organisiert werden, daß eine Person der Institutionen die wöchentliche Dosis erhält und dem Patienten vor Ort die Tagesdosis verabreicht. Zwei- bis viermal pro Monat sollte der Patient aber vom Arzt gesehen werden.

Standard 44

Werden Schwangere substituiert, so sollte die Substitution ausschleichend vor der Niederkunft beendet werden. Ist dies nicht möglich, muß der Entzug des Neugeborenen auf einer geeigneten Kinder-Intensivstation organisiert werden.

Hinweise, Erläuterungen zu Standard 44

Abhängig von der mütterlichen Methadon-Dosis, etwaigem Beigebrauch anderer Drogen oder Medikamente sowie durch den Verlauf der Geburt treten bei 30–50% der Neugeborenen innerhalb von zwei bis drei Tagen ausgeprägte Entzugssymptome auf. Diese können bis zu zwei Wochen nach der Geburt anhalten und erfordern zumeist eine medikamentöse Therapie mit Opiaten und/oder Barbituraten auf einer geeigneten Kinder-Intensiv-Station. Die Milch von mit Methadon substituierten Müttern enthält zumindest in den ersten drei Monaten eine so geringe Methadon-Menge, daß deren klinische Relevanz im Vergleich zu den Vorteilen der Muttermilch vernachlässigt werden kann.

7.4 Kontrollen

Hinweise, Erläuterungen zu den Standards in Kapitel 7.4

Nach neueren Untersuchungen sind derzeit 50–70% der Opiatabhängigen polytoxikoman. 20% der Patienten, die mit Methadon substituiert werden, trinken große Mengen Alkohol. Dieser Nebenkonsum ist mit erheblichen gesundheitlichen Risiken verbunden und muß deshalb regelmäßig überwacht werden. Kann der Nebenkonsum nicht auf ein therapeutisch vertretbares Maß reduziert werden, ist die Frage eines Abbruchs der Substitution zu prüfen (Standard 52).

Standard 45

Durch die tägliche Abgabe sieht der Arzt bzw. das medizinische Personal den Patienten ebenfalls täglich. In den ersten 4 Wochen nach Beginn der Substitution und dann weiterhin nur bei Risiko-Patienten bzw. bei Verdacht auf Alkoholeinnahme (Leberenzyme, Fötor alcoholicus) soll täglich die Alkoholeinnahme durch ein geeignetes Verfahren (z. B. Alkometer) kontrolliert werden.

Standard 46

Die Kontrolle des Urins auf Opiate, Benzodiazepine, Amphetamine, Cannabis, Kokain und Barbiturate erfolgt in den ersten Wochen wöchentlich. In Abhängigkeit von den Befunden kann dann das Intervall auf 2–3 Wochen verlängert werden. Nach 6–12 monatiger Teilnahme ohne Nebenkonsum ist es gerechtfertigt, den Urin nur noch alle vier bis acht Wochen zu kontrollieren.

Standard 47

Die Urinkontrolle erfolgt in unregelmäßigen Abständen bzw. für den Patienten unangemeldet, außerdem bei Verdacht auf Intoxikation. Das Wasserlassen erfolgt unter Sicht oder andere Maßnahmen stellen die Echtheit der Urinkontrolle sicher.

Hinweise, Erläuterungen zu den Standards 45–47

Der tägliche Kontakt mit Arzt, Krankenschwester, Arzthelferin ermöglicht eine kontinuierliche Beobachtung des Patienten, so daß Entzugssymptome oder Intoxikationen möglichst früh festgestellt und behandelt werden. Alkoholkontrollen sind wegen der Häufigkeit des Nebengebrauchs und wegen des Risikos einer tödlichen Wirkung der Kombination Alkohol und Methadon notwendig. Das Wasserlassen muß unter Sicht erfolgen bzw. die Echtheit des Urins durch andere Maßnahmen wie Temperaturmessung des Urins oder rasche Wiederholung im Verdachtsfall sichergestellt sein. Die Intensität der dafür erforderlichen Maßnahmen ist abhängig von der Dauer der Substitution, von objektiven und subjektiven Kriterien eines Nebengebrauchs, von der Methadon-Dosis und von der generellen Compliance eines Patienten. Die Information über den Nebengebrauch durch die Urinkontrolle soll dem Patienten auch als Hilfe zur Selbstkontrolle vermittelt werden. Bei Verdacht auf Abgabe einer mitgebrachten „sauberen Urinprobe“ sollte eine zusätzliche Blutuntersuchung durchgeführt werden, zumindest aber eine erneute Urinkontrolle am nächsten Tag. Zur sicheren Kontrolle eines etwaigen Nebenkonsums in den letzten Monaten kann bei einzelnen Patienten eine Haar-Analyse erwogen werden.

Wenn durch die vorherigen Untersuchungen deutlich wird, daß der Nebengebrauch sich auf eine Substanz beschränkt (z. B. Benzodiazepine oder Kokain) ist es aus Kostengründen gerechtfertigt, die Urinkontrolle überwiegend auf diese Substanz zu beschränken. Von Zeit zu Zeit ist aber das gesamte Substanzspektrum zu prüfen.

7.5 Umgang mit Nebenkonsum

Standard 48

Methadon darf grundsätzlich nur verabreicht werden, wenn der Patient nicht alkoholisiert ist.

Hinweise, Erläuterungen zu Standard 48

Zeigt das Alkometer eine Alkoholeinnahme an, wird die Methadon-Verabreichung um Stunden verschoben, bis das Alkometer 0.0 Promille anzeigt. Bei Alkoholmißbrauch (deutlich durch z. B. wiederholte Alkoholintoxikation noch am Morgen, deutliche Erhöhung der Leberenzyme, andere klinische Zeichen) muß sich der Patient einer stationären Alkohol-Entgiftung (nach Möglichkeit in einer psychiatrischen Klinik, evtl. auch mit anschließend mehrwöchiger Entwöhnung) unterziehen. Der Alkoholmißbrauch sollte dann nach den individuellen Gegebenheiten langfristig behandelt werden (z. B. auch mit Antabus, Kombination mit Methadon ist möglich).

Standard 49

Wiederholte Rückfälle mit Opiaten oder Barbituraten, die auf einen z.Zt. nicht kontrollierbaren Nebenkonsum mit diesen Substanzen hinweisen, führen zum Ausschluß aus der Substitution.

Standard 50

Nebenkonsum ist auf dem Hintergrund möglicher psychiatrischer Störungen zu sehen und muß individuell bewertet werden. Nur in der schwierigen

Anfangsphase bzw. in den ersten drei bis sechs Monaten der Methadonsubstitution kann der Konsum von Kokain und Benzodiazepinen toleriert werden. Ist bis dann kein deutlicher Rückgang bezüglich der Häufigkeit und/ oder Dosierung des Nebenkonsums von Benzodiazepinen und Kokain erkennbar, ist eine stationäre Entgiftung angezeigt. Ist der Patient dafür nicht zu gewinnen, ist er nach einer Risikoabwägung dann auszuschließen, wenn die Risiken des Beikonsums gegenüber den Risiken der Beendigung der Substitution überwiegen.

Hinweise, Erläuterungen zu den Standards 48 bis 50

Nebenkonsum bzw. Rückfälle sind Symptome für einen akuten zusätzlichen Therapiebedarf. Die physische und psychische Gefährdung durch Nebenkonsum, besonders durch Alkohol, Opiate und Barbiturate ist von lebensbedrohlicher Wirkung. Die Entscheidung darüber, ob bei dem individuellen Patienten die Substitution abgebrochen werden muß, bzw. aufgrund weiterer Rahmenbedingungen dennoch weitergeführt wird (z.B. Substitution nach Standard 31.1–3), muß im Kontext der Gesamtsituation von dem Fachteam (Standards 7 und 8) nach einer Risikoabwägung getroffen werden. Die Entscheidungen unterliegen der Überprüfung durch die Kommission gemäß Standard 21. Bei einem drohenden Abbruch ist der Patient darauf hinzuweisen mit dem Ziel, durch gemeinsam vereinbarte Maßnahmen den Standard doch noch zu erreichen.

7.6 Ausschluß- und Beendigungskriterien

Standard 51

Beendigung der Substitution auf Wunsch des Patienten:

Der Zeitraum der Reduktion bzw. des allmählichen Absetzens von Methadon (1–12 Monate) wird in Zusammenarbeit mit dem Patienten in einem Behandlungs- bzw. Dosierungsschema festgelegt. Dieser Plan kann aber in Abhängigkeit von objektiven Kriterien oder Angaben des Patienten modifiziert werden.

Hinweise, Erläuterungen zu Standard 51

Patienten, die schon nach kurz andauernder Substitution (1–3 Monate) auf Reduktion bzw. sogar auf das Absetzen der Methadon-Dosis drängen, sollten über das hohe Rückfallrisiko informiert werden. Bei den allermeisten Patienten ist eine Reduktion mit dem Ziel des Abschlusses der Substitution erst nach weitgehender psychischer und sozialer Stabilisierung bzw. nach ein- bis zweijähriger Dauer der Therapie realistisch.

Bei Mißerfolg der Reduktion oder des Absetzens kann der Patient wieder mit der ursprünglichen Erhaltungsdosis substituiert werden.

Standard 52

Beendigung der Substitution durch den Arzt bzw. das Fachteam:

- Nebenkonsum (siehe Standards 48–50)
- Verweigerung der Teilnahme an den psychotherapeutischen und sozialen Maßnahmen trotz fachlicher Notwendigkeit
- Handel mit oder Verkauf von illegalen Drogen, Diebstahl von Methadon und Rezepten
- Tätliche und verbale Aggressionen gegen Mitpatienten oder Personal
- Schwerwiegende Nebenwirkungen des Methadons.

Hinweise, Erläuterungen zu den Standards 51 und 52

Zusätzlich zu den genannten Bedingungskriterien sind die Kriterien zu beachten, die für eine befristete Substitution gelten (Standards 32–34).

7.7 Vorgehen bei Ausschluß aus der Substitution

Standard 53

Wenn der Patient, z.B. wegen fortgesetzten Nebenkonsums bzw. nicht beherrschbarer Politoxikomanie aus der Substitution ausgeschlossen werden muß, wird ihm eine stationäre Therapie für den anschließenden Opiatentzug angeboten. Falls der Patient diese verweigert, erhält er in Abhängigkeit von der bis dahin täglich verabreichten Dosis für ein bis zwei Wochen noch Methadon (keine Mitnahme). Die Dosis wird in dieser Zeit nach einem vorher festgelegten Plan ausschleichend auf Null reduziert. Der Patient sollte außerdem über die lokalen Gegebenheiten aufgeklärt werden (z.B. Drogenberatungsstellen).

Hinweise, Erläuterungen zu Standard 53

Ein abrupter Opiatentzug sollte durch eine der beiden Möglichkeiten vermieden werden.

7.8 Fahrtauglichkeit

Standard 54

Die Fahrtauglichkeit ist im Einzelfall abzuklären.

Hinweise, Erläuterungen zu Standard 54

Die Fahrtauglichkeit ist in der Initialphase eingeschränkt. Aufgrund der wissenschaftlichen Literatur sowie der klinischen Erfahrungen kann die Frage der langfristigen Fahrtauglichkeit nicht eindeutig für alle Patienten bejaht oder verneint werden, zumal zusätzlich der jeweilige Nebenkonsum im Einzelfall zu berücksichtigen ist. Bei der Prüfung im Einzelfall gelten die üblichen Kriterien für die Beurteilung einer Fahrtauglichkeit (vgl. auch Hinweise in Kapitel 4.4 „Psychologisches Gutachten Kraftverkehreignung“, *Kroj*, 1995; sowie Kapitel 3 des Gutachtens „Krankheit und Kraftverkehr“, *Bundesminister für Verkehr*, 1992)

8 Medizinische, soziale und psychotherapeutische Maßnahmen

Hinweise, Erläuterungen zu den Standards in Kapitel 8

Mitarbeiter, die die Maßnahmen aus diesem Kapitel durchführen, müssen die fachlichen Voraussetzungen dafür erfüllen (Standards 13–16). Auf die enge Zusammenarbeit mit dem Fachteam wird hingewiesen (Standards 7 und 8).

8.1 Medizinische Maßnahmen

Standard 55

Die folgenden Untersuchungen sowie die dazugehörigen diagnostischen Maßnahmen sollen regelmäßig bzw. im Verdachtsfall durchgeführt werden:

1. Körperfunktionen: Gewicht, Ernährungszustand, Allgemeinzustand, Puls, Blutdruck, Lymphknoten, Ödeme, Lähmungen, Lungen, Herz und Leber.
2. Laborparameter, die die Funktionen der Nieren, der Leber und des Immunsystems umfassen.
3. Fachärztliche Abklärung von vorhandenen Erkrankungen, insbesondere bei AIDS-Kranken.
4. Besondere Reaktionen während der Methadon-Behandlung.
5. Abklärung des psychischen Status.

Hinweise, Erläuterungen zu Standard 55

Bei den genannten Maßnahmen in Standard 55 handelt es sich um die Wiederholung von Untersuchungen in regelmäßiger Form oder im Verdachtsfall, die bereits im Rahmen der Anfangsdiagnostik durchgeführt wurden (Kapitel 5).

8.2 Soziale Maßnahmen

Die sozialen und psychotherapeutischen Maßnahmen werden im Rahmen der Therapieplanung durch das Fachteam definiert. Ihr Umfang und Charakter leiten sich aus den im Einzelfall vorgefundenen sozialen Problemlagen, Entwicklungsdefiziten, psychischen und psychiatrischen Störungsbildern sowie den vereinbarten Behandlungszielen ab. In der Regel wird man auf Angebote und Strukturen des bestehenden Hilfesystems zurückgreifen können. Sofern in einer Region die Voraussetzungen für die erforderlichen sozialen und psychotherapeutischen Maßnahmen fehlen, müssen entsprechende infrastrukturelle Vorkehrungen zur Realisierung der Standards getroffen werden.

8.2.1 Soziale und lebenspraktische Basishilfen

Hinweise, Erläuterungen zu den Standards 56 und 57

Bei Abhängigen, die in hohem Maße in die Drogenszene eingebunden sind, und die über keine sozialen Ressourcen außerhalb dieses Milieus verfügen, konzentrieren sich die sozialen Maßnahmen zunächst auf die Entwicklung einer Auffangstruktur zur Begrenzung der gesundheitlichen, psychischen und sozialen Verwahrlosung. Dazu gehören insbesondere

- die Wiederherstellung der elementaren materiellen und sozialen Lebensgrundlagen,
- die Herstellung und Stabilisierung des Kontaktes zum Hilfesystem und
- die Entwicklung und Förderung einer Motivation zum „Ausstieg" aus der Drogenszene.

Dabei ist von Vorteil, wenn die Methadonvergabe sowie die medizinische und psychotherapeutische Behandlung räumlich, institutionell und personell verschränkt werden können mit beraterischen und lebenspraktischen Hilfestellungen wie Übernachtungseinrichtung, betreutem Wohnen und tagesstrukturierenden Angeboten (siehe dazu Standard 11).

Standard 56

Eine Sozialberatung der Patienten ist notwendig, um Zuständigkeiten und Anspruchsberechtigungen zu klären.

Hinweise, Erläuterungen zu Standard 56

Dazu gehören insbesondere:
- Hilfe zum Lebensunterhalt,
- Klärung der Krankenversicherung bzw. Zuständigkeiten für Krankenhilfe nach §37 BSHG und
- bei schweren Erkrankungen, z.B. fortgeschrittener AIDS-Erkrankung: Beratung und Unterstützung bei der Beantragung von Mehrbedarfszulagen für Verpflegung und Hygiene, Anerkennung des Schwerbeschädigtenstatus und ggf. Vermittlung von Hauspflege.

Standard 57

Obdachlosen Patienten müssen Unterkünfte vermittelt bzw. bereitgestellt werden.

Hinweise, Erläuterungen zu Standard 57

Eine unverzichtbare Voraussetzung für die Substitution ist das Bestehen einer stabilen Wohnsituation des Patienten. Dazu zählt auch eine provisorische Unterbringung in Übernachtungseinrichtungen oder Übergangswohnheimen bzw. in Hotels oder Pensionen, wenn dies zur Beendigung der Obdachlosigkeit erforderlich oder unvermeidbar und zeitlich begrenzt ist. Diese Übergangslösungen können in der Regel eine Stabilisierung der substituierten Patienten nur bedingt unterstützen. Längerfristig werden durch provisorische Unterbringung die Stabilisierungserfolge eher in Frage gestellt. Abhängig vom Ausmaß der psychischen und sozialen Desintegration der Patienten sollen auch fachlich betreute Wohnmöglichkeiten bereitgestellt werden.

Für die Versorgung von Schwerkranken, z.B. aidskranken Patienten, deren häusliche Pflege nicht möglich ist, ist eine erweiterte Betreuung durch Pflegedienste bzw. sind Formen des betreuten Wohnens mit Hospizcharakter erforderlich.

8.2.2 Motivierung und Hilfestellungen bei der Distanzierung von der Drogenszene

Hinweise, Erläuterungen zu den Standards 58–61

Sofern die elementaren materiellen und sozialen Lebensgrundlagen noch bestehen bzw. wiederhergestellt werden konnten, soll mit beraterischen und praktischen Hilfestellungen die Lösung des Patienten aus der Drogenszene unterstützt werden. Die Verlagerung des Lebensmittelpunktes weg von dem ökonomischen Geschehen und dem sozialen Ort der Drogenszene erfordert eine konsequente Abgrenzung der neuen Lebensbereiche von diesem Milieu sowie die sukzessive Entwicklung eines neuen sozialen Bezugssystems. In der Regel ist dieser Prozeß der Neuorientierung auf Unterstützung durch praktische Angebote des Hilfesystems angewiesen. In Analogie zu den milieutherapeutischen stationären Behandlungsformen und den abstinenzorientierten Selbsthilfeinitiativen ist auch im Kontext der Substitution ein „Milieu des Übergangs“ erforderlich, das Hilfestellungen zur Lösung aus der Drogenszene bieten kann.

Standard 58

Es muß eine drogen- und szenefreie Wohnsituation hergestellt bzw. gesichert werden.

Hinweise, Erläuterungen zu Standard 58

Konkret sollte dies durch Vermittlung von fachlich betreuten Wohnmöglichkeiten geschehen, sowie durch Unterstützung bei der Wohnungssuche (z.B. Beratung und Hilfestellungen im Antragsverfahren bei den Wohnungsämtern). Sofern die Patienten eine Rückkehr in den Wohnzusammenhang mit ihren Partnern oder ihrer Familie beabsichtigen, sollen die erforderlichen Klärungsprozesse initiiert und ggf. begleitet werden.

Standard 59

Es müssen tagesstrukturierende Maßnahmen und Aufenthaltsmöglichkeiten außerhalb der Drogenszene angeboten und gestaltet werden.

Hinweise, Erläuterungen zu Standard 59

Abhängig vom Grad der Desintegration des Patienten kann es erforderlich sein, für einen längeren Zeitraum mit praktischen tagesstrukturierenden Angeboten bzw. mit Aufenthaltsmöglichkeiten ein „Milieu des Übergangs" zu gestalten und anzubieten, in dem neue Orientierungen und Alternativen zur Drogenszene entwickelt und erprobt werden können. In Analogie zu den milieutherapeutischen Faktoren der stationären Suchttherapie ist die ambulante Behandlung in der Regel auf neue Bezugsgruppen, „Peergroups" und „Übergangsmilieus" angewiesen. Diese Funktion kann wahrgenommen bzw. initiiert werden mit Teestuben, Freizeittreffs und angeleiteten Gruppenaktivitäten für Substituierte. Bewährt hat sich hier auch die Praxis einzelner Einrichtungen, bei denen die Methadonvergabe mit dem Angebot eines Offenen Treffs für die Patienten verknüpft wird.

Standard 60

Beratung und Unterstützung bei der Entwicklung eines von der Drogenszene distanzierten sozialen Umfeldes und Beziehungsnetzes sind notwendig.

Hinweise, Erläuterungen zu Standard 60

Die Wiederherstellung bzw. Neuentwicklung eines von der Drogenszene distanzierten stützenden sozialen Umfeldes gehört zu den zentralen Voraussetzungen jeder erfolgreichen Suchtbehandlung. Es muß geprüft werden, ob und in welchem Umfang an soziale Ressourcen angeknüpft werden kann, die vor der Verstrickung des Patienten in die Drogenszene bestanden haben bzw. die auch im Verlaufe der Drogenkarriere erhalten werden konnten. Ein besonderes Gewicht wird dabei häufig der Herkunftsfamilie, der Beziehung zu (ehemaligen) Partnerinnen und Partnern oder auch verwandtschaftlichen Bezügen zukommen.

Erfahrungsgemäß werden im Prozeß der Distanzierung von der Drogenszene die Mitpatienten und andere substituierte Abhängige zunächst die wichtigste Bezugsgruppe bilden. Um der Dynamik dieser Bezugsgruppen zur Herausbildung neuer drogengebrauchender Milieus (Alkoholmißbrauch, Nebenkonsum von Medikamenten und illegalen Substanzen) entgegenzuwirken, sind Struktur und Orientierung vermittelnde Initiativen, Anregungen und Angebote im Rahmen der sozialen und sozialtherapeutischen Maßnahmen sinnvoll und notwendig.

Standard 61

Es müssen Angebote zur Förderung von neuen Orientierungen, Interessen, Haltungen und Zielen bereitgestellt werden.

Hinweise, Erläuterungen zu Standard 61

Beispiele: Angebot und Gestaltung von „Projekten" mit qualifizierenden, kulturellen und kreativen Inhalten (sportliche Aktivitäten, Gestaltungstherapie, Arbeit mit Medien, Computerkurse, Theaterprojekte, etc.). Weiterhin kann der Kontakt zur Selbsthilfegruppe gefördert werden.

8.2.3 Resozialisierung und Reintegration

Standard 62

Zu den Aufgaben der Resozialisierung gehören:

- Beratung bei der Entwicklung realistischer Orientierungen bezüglich einer beruflichen und sozialen Reintegration.
- Vermittlung von Ausbildungs- oder Umschulungsmaßnahmen, Maßnahmen zur Arbeitserprobung oder von Arbeitsprojekten.
- Beratung und Unterstützung bei der Schuldenregulierung.
- Zusammenarbeit mit Institutionen der Bewährungshilfe **und Führungsaufsicht.**

Hinweise, Erläuterungen zu Standard 62

Resozialisierung und berufliche und soziale Reintegration setzen voraus, daß ausreichende soziale Ressourcen außerhalb der Drogenszene erhalten sind bzw. eine Lösung aus der Drogenszene zumindest in Ansätzen gelungen ist. In dieser Phase erhält die Therapie einen neuen Schwerpunkt: Förderung und Unterstützung bei der Begegnung mit den Anforderungen und Erwartungen in drogen- und therapiefreien Lebensbereichen.

8.3 Psychotherapie

Standard 63

Die Themen der Psychotherapie sind nicht generell festzulegen, sondern ergeben sich aus dem Störungsbild und seinem Bedingungsgefüge beim einzelnen Patienten. Im folgenden sind einige Themenbereiche aufgeführt, die in der Regel bei allen Patienten relevant sind:

- Förderung der Veränderungsbereitschaft zur Fortführung und planmäßigen Beendigung der Behandlung und zur Loslösung von der Drogenszene (Herausarbeitung der positiven Faktoren für die Aufgabe des Drogenkonsums und der negativen Faktoren für die Fortführung des Konsums und Durchführung von Maßnahmen zur Bekräftigung der positiven Faktoren),
- Rückfallprävention (Herausarbeitung der individuellen rückfallkritischen Situationen und Durchführung geeigneter Maßnahmen zur Vermeidung dieser Situationen bzw. zu ihrer Bewältigung, falls sie nicht vermieden werden können),
- Prävention einer HIV-Infektion (Sexualverhalten und Spritzengebrauch) bzw. Coping-Strategien zur Bewältigung des Lebens mit einer HIV-Infektion,
- Behandlung von psychischen Funktionsstörungen und Entwicklungsstörung im Bereich der Lebensführung (vgl. Beispiele in den Erläuterungen zu Standards 24 und 27),
- Mitbehandlung psychiatrischer Störungen (vgl. Beispiele in den Erläuterungen zu Standard 26).

Hinweise, Erläuterungen zu Standard 63
Der Begriff „Psychotherapie" wird nicht im „klassischen" Sinn verstanden (vor allem tiefenpsychologisch fundierte Verfahren), sondern gilt für alle psychologisch fundierten und wissenschaftlich anerkannten Therapieverfahren. Sie kann je nach Diagnostik, Problemlage und Therapieplanung zeitlich und inhaltlich sehr intensiv sein oder lediglich begleitende Gespräche beinhalten (auf Standard 1 als allgemeine Behandlungsgrundlage wird verwiesen). Die wichtigsten psychischen Störungen sind im Kapitel 5: Diagnostische Abklärung angegeben.

8.4 Integration der verschiedenen Maßnahmen

Standard 64

Die medizinischen, psychotherapeutischen und sozialen Maßnahmen müssen nach einem gemeinsamen Konzept geplant und durchgeführt werden.

Hinweise, Erläuterungen zu Standard 64

Dieser Standard ergibt sich bereits aus den allgemeinen Behandlungsgrundsätzen (Standards 1–6) sowie aus den Standards 7 und 11 über die Integration der diagnostischen und therapeutischen Maßnahmen. Er soll an zwei Beispielen verdeutlicht werden: (1) die Motivation des Patienten, oft operationalisiert als Veränderungsbereitschaft (Aufgabe des Drogenkonsums und der damit verbundenen Verhaltensweisen und Einstellungen) ist in der Regel instabil und muß kontinuierlich von allen beteiligten Therapeuten gefördert werden. Dies kann durch medizinische Maßnahmen erfolgen (Verbesserung der gesundheitlichen Situation), durch Verbesserungen der Lebenssituation, aber auch durch psychotherapeutische Maßnahmen wie etwa das motivationale Interview (nach *Miller* und *Rollnick*, 1991) oder andere kognitive Verfahren, in deren Rahmen die für den Patienten wichtigen Vorteile einer drogenfreien Lebensführung, sowie die Nachteile einer Fortführung des bisherigen Drogenkonsums herausgearbeitet werden. (2) Rückfallprävention ist einer der wichtigsten Bestandteile im Rahmen der Therapie von Abhängigen. Sie kann durch psychotherapeutische Verfahren durchgeführt werden, wie etwa das Herausarbeiten rückfallkritischer Situationen und Verhaltensabläufe sowie durch die Bewältigung solcher kritischen Situationen im Rahmen von Rollenspielen oder kognitiven Verfahren, aber auch dadurch, daß durch geeignete soziale Maßnahmen der Patient einen Lebensraum außerhalb der Drogenszene findet (Vermeidung von rückfallkritischen Situationen).

Die beiden Beispiele sollen verdeutlichen, daß alle Einzelmaßnahmen in ein Gesamtkonzept eingebettet werden müssen, und daß die Durchführung der Maßnahmen um so mehr Abstimmung erfordert, je mehr Einrichtungen und Therapeuten beteiligt sind.

9 Dokumentation

Standard 65

Die Dokumentation der Therapie von Drogenabhängigen unter Einbeziehung einer Substitution mit Methadon wird in einheitlicher Form unter Verwendung folgender Bestandteile gewährleistet:

- EBIS-Basisdokumentation in der Version 4.0 (*Simon, Strobl & Lehnitzk*, 1992) für ambulante Einrichtungen bzw. SEDOS-Basisdokumentation in der Version 1.2 (*Lehnitzk & Simon*, 1994) für stationäre Einrichtungen.
- Ergänzungen zu folgenden Themenkomplexen:
  - Substitution,
  - Medizinische, psychotherapeutische und soziale Maßnahmen,
  - Urinuntersuchungen auf Nebengebrauch und
  - Bewertung der Therapieergebnisse.

Hinweise, Erläuterungen zu Standard 65

Eine einheitliche Dokumentation des therapeutischen Vorgehens ist aus verschiedenen Gründen unerläßlich (vgl. Hinweise zu Standard 6). Es handelt sich in Standard 65 um eine Mindestdokumentation, die je nach Notwendigkeit ergänzt werden kann.

Grundlage der Dokumentation ist die zweite Version der Dokumentationsstandards der *Deutschen Gesellschaft für Suchtforschung und Suchttherapie* (1992). EBIS und SEDOS stellen einen für Praxiszwecke vorgenommenen Auszug aus diesen Dokumentationsstandards dar. Der zusätzliche Themenbereich „Bewertung der Therapieergebnisse“ wurde direkt aus den Dokumentationsstandards (*Deutsche Gesellschaft für Suchtforschung und Suchttherapie*, 1992)* übernommen (Nummer 232–238). Der Themenbereich „Substitution“ wurde für diesen Zweck neu formuliert. Für die Bereiche „medizinische, psychotherapeutische und soziale Maßnahmen“ sowie „Urinuntersuchungen auf Nebengebrauch“ liegen derzeit keine standardisierten Vorlagen vor.

Die EDV-Programme zu den Dokumentationssystemen EBIS und SEDOS erlauben neben der Auswertung des standardisierten Datensatzes die Erhebung und Auswertung zusätzlicher Daten. Die Dokumenta-

* mit freundlicher Genehmigung der *Deutschen Gesellschaft für Suchtforschung und Suchttherapie e.V.* und des Lambertus Verlags, Freiburg)

tionssysteme wurden als Kompromisse für eine nationale Mindestdokumentation entwickelt und können deshalb jederzeit aufgrund besonderer Interessen einer Einrichtung ergänzt werden. Die Erweiterung der Systeme um einen standardisierten Themenblock „Substitution", der die oben genannten Ergänzungen berücksichtigt, ist in Vorbereitung.

Die Dokumentationsunterlagen zu diesem Standard sind im Kapitel 17 abgedruckt. Zu den Basisdokumentationen EBIS und SEDOS gibt es darüber hinaus zusätzliche Beschreibungen und Handbücher. Die Bezugsadressen sind ebenfalls im Kapitel 17 angegeben. Darüber hinaus können weitere Informationen zu den Fragekomplexen in den Dokumentationsstandards nachgelesen werden.

10 Substitution mit sonstigen Substanzen

Standard 66

Codein und Dihydrocodein als Mittel zur Substitution werden unter Berücksichtigung des gegenwärtigen wissenschaftlichen Kenntnisstandes abgelehnt.

> **Hinweise, Erläuterungen zu Standard 66**
>
> Codein und Dihydrocodein sind wegen der Gefahr der Mehrfachverschreibungen, den kurzen Eliminationshalbwertszeiten und der dadurch erforderlichen mehrfachen Vergabe am Tag zur Substitution ungeeignet. In den sehr seltenen Fällen einer nachgewiesenen Methadonunverträglichkeit kann die Verwendung dieser Substanzen erwogen werden.

Standard 67

Buprenorphin kann als Mittel zur Substitution unter Berücksichtigung des gegenwärtigen wissenschaftlichen Kenntnisstandes nicht empfohlen werden.

> **Hinweise, Erläuterungen zu Standard 67**
>
> Buprenorphin ist als Mittel zur Substitution von Opiatabhängigen in den USA bereits zugelassen, in der Schweiz wird es derzeit erprobt. In Deutschland ist die Substanz noch nicht zugelassen.

Standard 68

Levacetylmethadol ist grundsätzlich zur Substitution geeignet. Die Substanz ist zur Zeit mit Erlaubnis nach § 3 Abs. 2 BtMG im Rahmen klinischer Prüfungen einsetzbar.

Hinweise, Erläuterungen zu Standard 68

Levacetylmethadol ist derzeit in Deutschland zur Substitution noch nicht zugelassen.

Standard 69

Die Vergabe („Substitution“) von Heroin (Diamorphin) wird unter Berücksichtigung des gegenwärtigen wissenschaftlichen Kenntnisstandes abgelehnt.

Standard 70

Die Vergabe („Substitution“) von Morphin wird unter Berücksichtigung des gegenwärtigen wissenschaftlichen Kenntnisstandes abgelehnt.

Hinweise, Erläuterungen zu den Standards 69 und 70

Heroin bzw. Morphin muß mehrmals am Tage appliziert werden. Die Vergabe dieser Substanzen bedeutet nach dem derzeitigen Kenntnisstand keine Verbesserung der Therapiemöglichkeiten. In der Schweiz werden zur Zeit Erprobungsvorhaben zur Heroinvergabe durchgeführt.

Standard 71

Naltrexon ist zur medikamentösen Unterstützung der psychotherapeutisch/psychologisch geführten Entwöhnungsbehandlung Opiatabhängiger nach erfolgtem Opiatentzug geeignet.

Hinweise, Erläuterungen zu Standard 71

Dieses Medikament gehört nicht in die Gruppe der Substanzen für eine Substitution, wird aber an dieser Stelle einbezogen, da es häufig im Zusammenhang mit der Behandlung von Drogenabhängigen erwähnt wird.

Nach gesicherter Opiatentgiftung besteht die Möglichkeit, mit dem Opiatantagonisten Naltrexon eine psychotherapeutisch geführte Entwöhnungsbehandlung medikamentös zu unterstützen.

11 Sondervotum

Zu Standard 1 bzw. zu den dazugehörigen Hinweisen hat Professor *Täschner* folgendes Sondervotum abgegeben:

Standard 1

Ziel der Behandlung von Drogenabhängigen ist die Fähigkeit zum Leben in Abstinenz bei größtmöglicher körperlicher und sozialer Integration. Zu dieser Zielsetzung gehört es, die Entwicklungschancen Drogenabhängiger wiederherzustellen, bereits eingetretene Störungen zu behandeln und soziale Schäden zu verhindern.

Hinweise, Erläuterungen zu Standard 1

Der Konsum illegaler Drogen führt in der Regel zu somatischen, psychischen und sozialen Störungen. Manifeste Drogenabhängigkeit (Abhängigkeitssyndrom nach ICD-10) ist in der Regel mit eindeutigen schädlichen Folgen und Einschränkungen des Erlebens- und Verhaltensspielraums verbunden. Ziel der Behandlung ist es deshalb, daß der Patient die Fähigkeit zum Leben in Abstinenz erwirbt und dauerhaft verwirklicht. Verlorener Freiheitsspielraum des Einzelnen ist wiederherzustellen, die bereits eingetretenen Störungen sind zu behandeln und weitere Schäden zu verhindern. Die Behandlung Drogenabhängiger stellt darauf ab, ihnen möglichst auf der Basis von Abstinenz die körperliche und psychische Gesundheit und die soziale Integration zu ermöglichen bzw. ihre Potentiale zur Überwindung der Abhängigkeit zu fördern. Dazu sind im Einzelfall die erfolgversprechenden therapeutischen Mittel einzusetzen.

Das Ziel der Abstinenz ist bei manchen Patienten nicht in einem kurzen zeitlichen Rahmen und bei einigen wenigen auch gar nicht erreichbar. Insbesondere bei substituierten Patienten tritt die Erreichung der Abstinenz zugunsten der körperlichen, psychischen und sozialen Stabilisierung vorübergehend zurück. Wichtig ist dann zunächst die Betrachtung der individuellen Problemlage und der Lebensumstände des Patienten sowie seiner Entwicklung im Laufe der Zeit. Das Ziel der Abstinenz, das zu jeder Behandlung der Drogenabhängigkeit gehört, ist auch in diesen Fällen nicht aus den Augen zu lassen.

Der Standard bedeutet nicht, daß einem Patienten Hilfe verweigert werden darf, wenn er die genannten Zielsetzungen dauerhaft oder im Moment nicht akzeptiert. Bei der Behandlung von Abhängigen handelt es sich häufig um eine Gratwanderung zwischen dem Bemühen, dem Patienten das Abstinenzziel zu verdeutlichen und durch geeignete therapeutische Maßnahmen zu verwirklichen, und dem Eingehen auf andere Zielsetzungen des Patienten, die einer Verschlimmerung seiner Situation entgegenwirken.

Der Text des Sondervotums gilt in analoger Form auch für den korrespondierenden Abschnitt in Kapitel 1.2.

12 Literatur

12.1 Literatur zum Einstieg in das Thema

Als Einstieg in die inzwischen umfangreiche ausländische Literatur werden für einen ersten Überblick folgenden Publikationen vorgeschlagen:

- Erste Publikation über das anfängliche Therapiekonzept in New York (*Dole* und *Nyswander*, 1965)
- Berichte der *eidgenössischen Betäubungsmittelkommission* der Schweiz zum Thema Suchtmittelersatz in der Behandlung Heroinabhängiger (1984, 1989)
- Untersuchungen zu Qualitätskriterien amerikanischer Einrichtungen für die Substitution mit Methadon (*Ball* und *Ross*, 1991)
- Maßnahmen zur Verbesserung der Behandlung von Drogenabhängigen mit Schwerpunkt Substitution (*Pickens, Leukefeld* und *Schuster*, 1991)
- Überblick über die Literatur zur Substitution mit Methadon (*Platt*, 1986, 1995; *Ward, Mattick* und *Hall*, 1992)
- Therapeutische Richtlinien und Hinweise für amerikanische Einrichtungen zur Substitution mit Methadon (*Parrino*, 1993)
- Übersicht mit Fragen und Antworten zu den wissenschaftlichen Erkenntnissen über die Substitution mit Methadon für Praktiker und Gesundheitspolitiker (*National Institute of Drug Abuse*, 1994)

Von den deutschen Untersuchungen werden als wichtigste Publikationen folgende Arbeiten empfohlen:

- Tagungsbericht aus Nordrhein-Westfalen, der den Stand der Diskussion um etwa 1985 wiedergibt (*Der Minister für Arbeit, Gesundheit und Soziales des Landes Nordrhein-Westfalen*, 1987)
- Ergebnisse des Erprobungsvorhabens in Nordrhein-Westfalen „Medikamentengestützte Rehabilitation bei i.v. Opiatabhängigen" (*Ministerium für Arbeit, Gesundheit und Soziales des Landes Nordrhein-Westfalen*, 1993)
- Laufende Untersuchungen zur Methadon-Substitution in München (*Naber*, 1995; *Niederecker* et al., 1992), Göttingen (*Niedersächsisches Sozialministerium*, 1992; 1994) und Bremen (*Kruse* et al., 1992; *Zenker* und *Lang*, 1993)
- Ergebnisse zur Behandlung von Opiatabhängigen in Hamburg (*Raschke*, 1994).
- Expertise zur Beschreibung der Situation in Deutschland (*Bühringer, Künzel* und *Spies*, 1995; *Bühringer, Spies* und *Künzel*, 1995).

Die genannten Zitate sind im Literaturverzeichnis (12.2) als Ergänzung zur Literatur, die für die Standards direkt verwendet wurde, aufgeführt.

12.2 Literaturverzeichnis

American Psychiatric Association (Hrsg.) (1994): Diagnostic and statistical manual of mental disorders (4th ed.). Washington, D.C.: APA Press.

Ball, J.C. und *Ross, A.R.* (1991): The effectiveness of methadone maintenance treatment: Patients, programs, services and outcome. New York: Springer-Verlag.

Buchborn, E. (1993): Der Ärztliche Standard. Deutsches Ärzteblatt, 90, Heft 28/29, 1446–1449.

Bühringer, G. (1994): Mißbrauch und Abhängigkeit von illegalen Drogen und Medikamenten. In: *H. Reinecker* (Hrsg.), Lehrbuch der Klinischen Psychologie. Modelle psychischer Störungen. (S. 299–325). Göttingen: Verlag für Psychologie Dr. C.J. Hogrefe.

Bühringer, G., Künzel, J. und *Spies, G.* (1995): Expertise zum Einsatz von Methadon bei der Behandlung von Drogenabhängigen in Deutschland. (IFT-Berichte, Bd. 76). München: Institut für Therapieforschung.

Bühringer, G., Spies, G. und *Künzel, J.* (1995): Methadon-Substitution bei Opiatabhängigen. Sonderheft der Zeitschrift für klinische Psychologie, 24 (2), 184–192.

Bundesminister für Verkehr (1992): Krankheit und Kraftverkehr (Schriftenreihe Heft 71). Bonn: Bundesministerium für Verkehr.

Der Minister für Arbeit, Gesundheit und Soziales des Landes Nordrhein-Westfalen (Hrsg.) (1987): Medikamentengestützte Rehabilitation bei Drogenabhängigen. Düsseldorf: MAGS NRW.

Deutsche Gesellschaft für Suchtforschung und Suchttherapie e.V. (Hrsg.) (1992): Dokumentationsstandards 2 für die Behandlung von Abhängigen. Freiburg: Lambertus-Verlag.

Dilling, H., Mombour, W. und *Schmidt, M.H.* (Hrsg.) (1991): Internationale Klassifikation psychischer Störungen. ICD-10 Kapitel V (F). Klinisch-diagnostische Leitlinien, Weltgesundheitsorganisation. Bern: Verlag Hans Huber.

Dole, V.P. und *Nyswander, M.* (1965): A medical treatment for diacetylmorphine (heroin) addiction. Journal of the American Medical Association, 193, 80–84.

Eidgenössische Betäubungsmittelkommission. Arbeitsgruppe „Methadon“ der Subkommission „Drogenfragen“. (1984): Methadonbericht. Suchtmittelersatz in der Behandlung Drogenabhängiger in der Schweiz. Bern: Bundesamt für Gesundheitswesen.

Eidgenössische Betäubungsmittelkommission. Arbeitsgruppe „Methadon“ der Subkommission „Drogenfragen“. (1989): Methadonbericht. Suchtmittelersatz in der Behandlung Drogenabhängiger in der Schweiz. (Zweite Auflage). Bern: Bundesamt für Gesundheitswesen.

Hügel und *Junge, W.K.* (1995): Deutsches Betäubungsmittelrecht, erläutert von *W.K. Junge, C. Lander* und *K.-R. Winkler.* Stuttgart: Deutscher Apotheker Verlag.

Körner, H.H. (1994): Betäubungsmittelrechtlicher Leitfaden bei der Substitutionsbehandlung. Unveröffentlichtes Manuskript.

Kroj, G. (Hrsg.). (1995): Psychologisches Gutachten. Kraftfahreignung. Bonn: Deutscher Psychologen Verlag.

Kruse, P., Zenker, C., Lang, P., Meyer, G., Pavelkovic, B., Greiser, E., Maschewsky-Schneider, U., Raeithel, A., Stadler, M. und *Vetter, G.* (1992): Zwischenbericht der Begleitforschung Methadonsubstitution im Land Bremen. (Bremer Beiträge zur Psychologie, Reihe D, Nr. 105). Bremen: Universität.

Lehnitzk, Ch. und *Simon, R.* (1994): Systembeschreibung SEDOS, Version 1.2 (IFT-Manuale Bd. 27). München: IFT Institut für Therapieforschung.

Miller, W.R. und *Rollnick, S.* (Eds.). (1991): Motivational interviewing: Preparing people to change addictive behaviors. New York: Guilford Press.

Ministerium für Arbeit, Gesundheit und Soziales des Landes Nordrhein-Westfalen (Hrsg.). (1993): Medikamentengestützte Rehabilitation bei i.v. Opiatabhängigen. Prognos-Abschlußbericht über das wissenschaftliche Erprobungsvorhaben NRW. Köln.

Naber, D. (1995): In Bundesärztekammer (Hrsg.), Methadongestützte Rehabilitation Drogenabhängiger. Fortschritt und Fortbildung in der Medizin 19. Köln: Ärzte Verlag.

National Institute on Drug Abuse. (1994): Methadone maintenance treatment research in the United States. Questions and answers. Rockville, Maryland: US Department of Health and Human Services.

Niederecker, M., Naber, D., Soyka, M., Garwers, C., Völkl, G. und *Hippius, H.* (1992): Methadonbehandlung opiatabhängiger Patienten. Nervenheilkunde *11,* 178–182.

Niedersächsisches Sozialministerium. (1992): Göttinger Methadonstudie. Zwischenbericht. Hannover.

Niedersächsisches Sozialministerium (1994): Göttinger Methadonstudie. Zwischenbericht 1992/93. Hannover.

Parrino, M.W. (1993): State methadone treatment guidelines. Rockville, Maryland: U.S. Department of Health and Human Services.

Pickens, R.W., Leukefeld, C.G. und *Schuster, C.R.* (1991): Improving drug abuse treatment. (NIDA Research Monograph Series, Bd. 106). Rockville: NIDA.

Platt, J.J. (1986): Heroin Addiction. Theory, research and treatment. (2. Auflage). Malabar, Florida: Krieger.

Platt, J.J. (1995): Heroin addiction. Theory, research, and treatment. Treatment advances and Aids (Vol. 3). Malabar, Florida: Krieger.

Raschke, P. (1994): Substitutionstherapie. Ergebnisse langfristiger Behandlung von Opiatabhängigen. Freiburg: Lambertus-Verlag

Simon, R., Strobl, M. und *Lehnitzk, Ch.* (1992): Systembeschreibung zum Programm EBIS-A, Version 4.0 (IFT-Manuale Bd. 26). München: IFT Institut für Therapieforschung.

Ward, J., Mattick, R. und *Hall, W.* (1992): Key issues in methadon maintenance treatment. Kensington, NSW: New South Wales University Press Ltd.

Zenker, C. und *Lang, P.* (1993): Begleitforschung Methadon-Substitution Bremen. 2. Zwischenbericht. Überarbeitete Fassung November 1993. Bremen: Bremer Institut für Präventionsforschung und Sozialmedizin (BIPS) Abteilung für Epidemiologie.

13 Register: Stichworte zu den Standards

Allgemeine Behandlungsgrundsätze (Kapitel 2)

Standard 1: Ziele der Behandlung
Standard 2: Individuelle Teilziele
Standard 3: Anamnese und Diagnostik
Standard 4: Individueller Therapieplan
Standard 5: Fachliche Kompetenz
Standard 6: Dokumentation

Allgemeine organisatorische und personelle Voraussetzungen für die Behandlung von Drogenabhängigen (Kapitel 3)

Standard 7: Fachteam
Standard 8: Therapieverantwortung des Fachteams
Standard 9: Organisationsformen des Fachteams
Standard 10: Besondere fachliche Anforderungen

Organisatorische und personelle Voraussetzungen für die Behandlung unter Einbeziehung einer Substitution (Kapitel 4)

Standard 11: Therapieverbund
Standard 12: Räume und Ausstattung
Standard 13: Fachliche Anforderungen, Arzt
Standard 14: Fachliche Anforderungen, Diplom-Psychologe
Standard 15: Fachliche Anforderungen, Sozialarbeiter, Diplom-Sozial-Pädagoge
Standard 16: Fachliche Anforderungen, medizinisches Personal
Standard 17: Mindestpersonalausstattung
Standard 18: Personalschlüssel
Standard 19: Fortbildung
Standard 20: Supervision
Standard 21: Kommission

Diagnostische Abklärung (Kapitel 5)

Standard 22: Anlaß der Behandlung
Standard 23: Aktuelle Lebensverhältnisse
Standard 24: Anamnese
Standard 25: Aktueller somatischer Status
Standard 26: Aktueller psychischer Status
Standard 27: Entwicklungsstörungen, aktueller sozialer Status
Standard 28: Schlüsselpersonen, Fremdauskünfte

Indikation und Behandlungsziele (Kapitel 6)

Standard 29: Grundsätzliche Voraussetzungen
Standard 30: Kontraindikationen

Standard 31: Indikationen für eine nicht befristete Substitution
Standard 32: Indikationen für eine befristete Substitution
Standard 33: Dauer der Befristung
Standard 34: „Überbrückungsindikation“

Durchführung der Substitution (Kapitel 7)

Standard 35: Ersteinstellung ambulant/stationär
Standard 36: Initialdosis
Standard 37: Dosisänderung
Standard 38: Dosisreduktion bis zur Beendigung
Standard 39: Erhaltungsdosis
Standard 40: Maximaldosis
Standard 41: Einnahme
Standard 42: Mitnahme nach Hause
Standard 43: Abgabe bei Schwerkranken
Standard 44: Schwangere
Standard 45: Kontrolle der Alkoholeinnahme
Standard 46: Urinkontrollen
Standard 47: Durchführung der Urinkontrolle
Standard 48: Konsum von Alkohol
Standard 49: Konsum von Opiaten und Barbituraten
Standard 50: Konsum von Kokain und Benzodiazipinen
Standard 51: Beendigung auf Wunsch des Patienten
Standard 52: Beendigung durch den Arzt
Standard 53: Vorgehen bei Ausschluß
Standard 54: Fahrtauglichkeit

Medizinische, soziale und psychotherapeutische Maßnahmen (Kapitel 8)

Standard 55: Medizinische Untersuchungen
Standard 56: Sozialberatung
Standard 57: Unterkunft für Obdachlose
Standard 58: Wohnsituation
Standard 59: Tagesstruktur
Standard 60: Soziales Umfeld
Standard 61: Freizeitgestaltung
Standard 62: Resozialisierung (Beruf, Schulden, Bewährungshilfe)
Standard 63: Psychotherapie
Standard 64: Integration der Maßnahmen

Dokumentation (Kapitel 9)

Standard 65: Dokumentationsinhalte

Substitution mit sonstigen Substanzen (Kapitel 10)

Standard 66: Codein, Dihydrocodein
Standard 67: Buprenorphin
Standard 68: Levacetylmethadol
Standard 69: Heroin
Standard 70: Morphin
Standard 71: Naltrexon

Materialien zu den Standards

14 Rechts- und Verwaltungsgrundlagen

14.1 § 13 BtMG[1]

Verschreibung und Abgabe auf Verschreibung

(1) Die in Anlage III bezeichneten Betäubungsmittel dürfen nur von Ärzten, Zahnärzten und Tierärzten und nur dann verschrieben oder im Rahmen einer ärztlichen, zahnärztlichen oder tierärztlichen Behandlung einschließlich der ärztlichen Behandlung einer Betäubungsmittelabhängigkeit verabreicht oder einem anderen zum unmittelbaren Verbrauch überlassen werden, wenn ihre Anwendung am oder im menschlichen oder tierischen Körper begründet ist. Die Anwendung ist insbesondere dann nicht begründet, wenn der beabsichtigte Zweck auf andere Weise erreicht werden kann. Die in Anlagen I und II bezeichneten Betäubungsmittel dürfen nicht verschrieben, verabreicht oder einem anderen zum unmittelbaren Verbrauch überlassen werden.

(2) Die nach Absatz 1 verschriebenen Betäubungsmittel dürfen nur im Rahmen des Betriebs einer Apotheke und gegen Vorlage der Verschreibung abgegeben werden. Im Rahmen des Betriebs einer tierärztlichen Hausapotheke dürfen nur die in Anlage III bezeichneten Betäubungsmittel und nur zur Anwendung bei einem vom Betreiber der Hausapotheke behandelten Tier abgegeben werden.

(3) Die Bundesregierung wird ermächtigt, durch Rechtsverordnung mit Zustimmung des Bundesrates das Verschreiben von den in Anlage III bezeichneten Betäubungsmitteln, ihre Abgabe auf Grund einer Verschreibung und das Aufzeichnen ihres Verbleibs und des Bestandes bei Ärzten, Zahnärzten, Tierärzten, in Apotheken, tierärztlichen Hausapotheken, Krankenhäusern und Tierkliniken zu regeln, soweit es zur Sicherheit oder Kontrolle des Betäubungsmittelverkehrs erforderlich ist. Insbesondere können

1. das Verschreiben auf bestimmte Zubereitungen, Bestimmungszwecke oder Mengen beschränkt,

---

[1] Neufassung vom 01.03.1994; Bundesgesetzblatt vom 10.03.1994, Heft 13, S. 358 ff

2. Form, Inhalt, Anfertigung, Ausgabe, Aufbewahrung und Rückgabe des zu verwendenden amtlichen Formblattes für die Verschreibung sowie der Aufzeichnungen über den Verbleib und den Bestand festgelegt und
3. Ausnahmen von den Vorschriften des § 4 Abs. 1 Nr. 1 Buchstabe c für die Ausrüstung von Kauffahrteischiffen erlassen werden.

14.2 NUB-Richtlinien (einschließlich § 2a BtMVV)

Änderungen der NUB-Richtlinien

Der Bundesausschuß der Ärzte und Krankenkassen hat in seiner Sitzung am 16. Februar 1994 beschlossen, die Richtlinien des Bundesausschusses der Ärzte und Krankenkassen über die Einführung neuer Untersuchungs- und Behandlungsmethoden (NUB-Richtlinien) in der Fassung vom 4. Dezember 1990 in der Anlage 1 wie folgt zu ändern.

Geänderte Textpassagen sind durch einen seitlichen Balken markiert.

2. Richtlinien zur Methadon-Substitutionsbehandlung bei i.v.-Heroinabhängigen

Präambel

2.1 Drogensubstitution stellt für sich allein keine Krankenbehandlung dar und ist somit nicht Gegenstand der vertragsärztlichen Versorgung. Die Drogensucht selbst stellt keine Indikation zur Drogensubstitution im Sinne einer Krankenbehandlung dar, denn therapeutisches Ziel bei der Behandlung einer Sucht bleibt die Drogenabstinenz. Die Drogensubstitution mit Methadon kann bei bestimmten Indikationen lediglich dann als notwendiger Teil der Krankenbehandlung angesehen werden, wenn diese mittels der Drogensubstitution erst ermöglicht wird. Dies gilt unter den nachstehenden Voraussetzungen.

Indikationen zur Substitutionsbehandlung

2.2 Im Einzelfall kann die Indikation zur Substitutionsbehandlung mit Methadon bei Kranken vorliegen. Indikationen für eine solche Substitutionsbehandlung in Einzelfällen sind bei i.v.-Heroinabhängigen:

- **2.2.1** Drogenabhängigkeit mit lebensbedrohlichem Zustand im Entzug,
- **2.2.2** Drogenabhängigkeit bei schweren konsumierenden Erkrankungen,
- **2.2.3** Drogenabhängigkeit bei opioidpflichtigen Schmerzzuständen,
- **2.2.4** Drogenabhängigkeit bei AIDS-Kranken.

2.2.5 Drogenabhängigkeit bei Patienten, die sich einer unbedingt notwendigen stationären Behandlung wegen einer akuten oder schweren Erkrankung unterziehen müssen und denen gegen ihren Willen nicht gleichzeitig ein Drogenentzug zuzumuten ist (Überbrückungssituation),

2.2.6 Drogenabhängigkeit in der Schwangerschaft, unter der Geburt und bis zu sechs Wochen nach der Geburt.

2.3 Drogenabhängigkeit bei vergleichbar schweren Erkrankungen, bei denen die Kommission nach 2.7 im Einzelfall eine Substitution als Teil der Krankenbehandlung für angezeigt hält.

Indikationsstellung

2.4 Bei Vorliegen einer oder mehrerer der Indikationen nach 2.2.1 bis 2.2.6 kann die Entscheidung zur Substitutionsbehandlung durch den dazu berechtigten Arzt unter Wahrung berufsrechtlicher Regelungen getroffen werden (siehe Nr. 2.8). Dabei kann er sich von der Kommission nach Nr. 2.7 beraten lassen.

2.5 Beabsichtigt der dazu berechtigte Arzt eine Substitutionsbehandlung bei einer Indikation nach 2.3, kann die Methadon-Substitution erst nach Zustimmung durch die KV erfolgen. Die KV erteilt die Zustimmung aufgrund einer Empfehlung der Kommission nach Nr. 2.7.

2.6 Beginn und Beendigung der Substitutionsbehandlungen hat der Arzt unverzüglich der zuständigen KV und der zuständigen Krankenkasse anzuzeigen.

Der Anzeige sind Angaben über die beabsichtigten oder eingeleiteten psychosozialen Begleitmaßnahmen (zum Beispiel Zusammenarbeit mit dem öffentlichen Gesundheitsdienst und/oder mit Hilfsorganisationen für Drogensüchtige) beizufügen. Vor Übermittlung der personenbezogenen Daten an die KV und Krankenkasse zur Verhinderung einer Mehrfachsubstitution ist eine schriftliche Einverständniserklärung des Patienten gem. beigefügter Anlage 1 durch den substituierenden Arzt einzuholen. Personenbezogene Daten sind von der KV vor der Verhandlung in der Beratungskommission zu anonymisieren.

Beratungskommission

2.7 Zur Beratung der KV bei der Erteilung von Genehmigungen für Substitutionsbehandlungen mit Methadon sowie für die Zustimmung zu Substitutionsbehandlungen nach 2.3 errichtet die KV eine Kommission. Diese Kommission soll der KV und den berechtigten Ärzten ferner zur Beratung in Einzelfällen, auch zur Dauer einer Substitutionsbehandlung, zur Verfügung stehen. Die Kommission besteht aus sechs, höchstens sieben, Mitgliedern. Drei

Mitglieder werden von der KV benannt: darunter sollen zwei Ärzte mit besonderer Erfahrung in der Behandlung von Suchtkranken sein. Einer dieser Ärzte soll von der KV als Ansprechpartner für ratsuchende Ärzte bei Drogenproblemen mit Patienten benannt werden. Zwei in Drogenproblemen fachkundige Mitglieder werden von den Landesverbänden der Krankenkassen und ein in Drogenproblemen fachkundiges Mitglied von den Verbänden der Ersatzkassen benannt. Bei einem weiteren Mitglied soll es sich um einen in der Drogenberatung erfahrenen Arzt des öffentlichen Gesundheitswesens handeln.

Berechtigte Ärzte und Qualifikation der Ärzte

2.8 Ärzte, die Substitutionsbehandlungen durchführen wollen, bedürfen einer Genehmigung durch die Kassenärztliche Vereinigung. Die KV kann sich vor Erteilung der Genehmigung durch die Kommission nach 2.7 beraten lassen. Die Genehmigung zur Durchführung von Substitutionsbehandlungen kann nur erteilt werden, wenn gewährleistet ist, daß der Arzt sowohl über das für den Umgang mit Methadon erforderliche pharmakologische Wissen als auch über Kenntnisse der Drogensucht selbst verfügt.

2.9 Ein Arzt soll in der Regel nicht mehr als zehn Kranke gleichzeitig substituieren. Die Kassenärztlichen Vereinigungen können nach Beratung durch die Substitutionskommission in geeigneten Fällen zur Sicherstellung der Versorgung die Substitutionsbehandlung von bis zu zwanzig i.v.-heroinabhängigen Kranken gleichzeitig durch einen Arzt zulassen.

2.10 Sofern der Arzt die Mitarbeit qualifizierter nichtärztlicher Fachkräfte in dem dafür notwendigen Umfang gewährleistet (zum Beispiel Sozialarbeiter, Pädagogen oder Psychologen mit Erfahrungen in der Drogenarbeit), kann die Kassenärztliche Vereinigung nach Beratung durch die Substitutionskommission die Substitutionsbehandlung von bis zu dreißig i.v.-heroinabhängigen Kranken gleichzeitig durch einen Arzt zulassen. Soweit die Substitutionsbehandlung durch andere Ärzte nicht sichergestellt werden kann, kann die Kassenärztliche Vereinigung nach Beratung durch die Substitutionskommission für eine zu befristende Zeit diese Zahl auf 50 erhöhen.

Durchführung der Substitutionsbehandlung

2.11 Bei der Verordnung von Methadon sind die Bestimmungen des Betäubungsmittelgesetzes (BtMG) und der Betäubungsmittel-Verschreibungsverordnung (BtMVV) zu beachten. Der für die Substitutionsbehandlung einschlägige § 2a der BtMVV ist dieser Richtlinie als Anlage 2 beigefügt.

2.12 Die Kassenärztlichen Vereinigungen teilen den zuständigen Landesbehörden die Ärzte mit, die zu Substitutionsbehandlungen mit Methadon berechtigt sind.

Maßnahmen während der Substitutionsbehandlung

2.13 Der behandelnde Arzt soll den gleichzeitigen Gebrauch anderer Drogen während der Substitutionsbehandlung ausschließen. Dazu sind in angemessener Häufigkeit und unregelmäßigen Zeitabständen Drogensuchtests durchzuführen, wobei dem Patienten die Termine der Kontrollen vorher nicht bekannt sein dürfen.

Wird der Gebrauch anderer Drogen neben der Substitutionsbehandlung nachgewiesen, kann die Substitutionsbehandlung zu Lasten der gesetzlichen Krankenkassen nur weitergeführt werden, wenn die KV nach Beratung durch die Kommission nach 2.7 zustimmt.

2.14 Der behandelnde Arzt hat den Behandlungsverlauf zu dokumentieren und auf dem Behandlungsausweis des Patienten unter „Diagnosen" die Angabe „Substitutionsbehandlung" zu vermerken.

Anlage 1 zu den NUB-Richtlinien zur Methadon-Substitutionsbehandlung bei i.v.-Heroinabhängigen

Einverständniserklärung

(Muster)

Hiermit erkläre ich mich damit einverstanden,

– daß Herr/Frau Dr. . . . . . . meinen Namen, Anschrift sowie Beginn und Beendigung der Substitutionsbehandlung meiner Krankenkasse mitteilt.

– daß meine Krankenkasse die Daten zum Zweck der Vermeidung von Mehrfachsubstitution speichert und nutzt.

Desweiteren bin ich damit einverstanden,

– daß Herr/Frau Dr. . . . . . . meinen Namen, Anschrift, Beginn und Beendigung der Substitutionsbehandlung sowie Angaben über beabsichtigte oder eingeleitete psychosoziale Begleitmaßnahmen (nähere Erläuterung der im Einzelfall erforderlichen psychosozialen Begleitmaßnahmen) der zuständigen Kassenärztlichen Vereinigung mitteilt,

– daß die zuständige Kassenärztliche Vereinigung diese Daten für die Prüfung der Voraussetzungen und die Durchführung der Substitutionsbehandlung speichert und nutzt.

Ich wurde darüber aufgeklärt, daß die Kassenärztliche Vereinigung bei Beratungsbedarf meine Daten in anonymisierter Form (ohne meinen Namen und meine Anschrift) an die Beratungskommission übermittelt.

Ich nehme zur Kenntnis, daß sich meine Mitwirkungspflicht, deren Umfang und Grenzen aus §§ 60 bis 66 SGB des Sozialgesetzbuches Allgemeiner Teile (SGB I) ergeben.

....

(Ort, Datum, Unterschrift des Patienten)

Anlage 2 zu den NUB-Richtlinien zur Methadon-Substitutionsbehandlung bei i.V.-Heroinabhängigen

§ 2a BtMVV in der Fassung vom 18.1.1994
(Inkraftsetzung 1.2.1994)

(1) Zur Substitution im Rahmen der Behandlung einer Betäubungsmittelabhängigkeit darf der Arzt nur Levomethadon, Methadon oder ein zur Substitution zugelassenes Betäubungsmittel verschreiben. Die Verschreibung ist nur zulässig, wenn und solange die Anwendung des Betäubungsmittels unter den Voraussetzungen des § 13 Abs. 1 des Betäubungsmittelgesetzes, insbesondere unter Beachtung der Regeln der ärztlichen Kunst, erfolgt.

(2) Im Interesse des Behandlungszieles der Betäubungsmittelabstinenz hat der behandelnde Arzt darauf hinzuwirken, daß Betäubungsmittelabhängige, die sich einer Substitutionsbehandlung unterziehen, auch kontinuierlich an einer Psycho- und/oder Sozialtherapie teilnehmen.

(3) Ärzte, die Betäubungsmittel nach Absatz 1 für Betäubungsmittelabhängige zur Substitution verschreiben, dürfen das Rezept außer in den in Absatz 7 genannten Fällen nur selbst in der Apotheke einlösen oder durch von ihnen beauftragtes zuverlässiges Hilfspersonal einlösen lassen.

(4) Betäubungsmittelabhängigen ist außer in den in Absatz 7 genannten Fällen die jeweilige Einzelgabe in einer zur parenteralen Anwendung nicht verwendbaren Form unter Aufsicht des verschreibenden Arztes oder seines ärztlichen Vertreters zum unmittelbaren Verbrauch zu überlassen.

(5) An Wochenenden oder Feiertagen sowie in Fällen häuslicher Pflegebedürftigkeit kann das Betäubungsmittel nach Absatz 1 in der in Absatz 4 genannten Form auch durch vom behandelnden Arzt eingewiesene examinierte Krankenschwestern oder -pfleger einer Sozialstation oder einer anderen von der zuständigen Landesbehörde anerkannten Einrichtung dem Betäubungsmittelabhängigen zum unmittelbaren Verbrauch überlassen werden. Zur Erfüllung ihrer Aufgaben wird den Sozialstationen oder anderen von der zuständigen Landesbehörde anerkannten Einrichtungen erlaubt, die nach Satz 1 benötigten Betäubungsmittel in ihren Räumlichkeiten zu lagern. Die einschlägigen Sicherungsmaßnahmen sind zu gewährleisten.

(6) Vom behandelnden Arzt ist sicherzustellen, daß durch die Anwendung geeigneter labordiagnostischer Verfahren in unregelmäßigen Abständen ein Gebrauch das Ziel der Substitution gefährdender Stoffe erkannt werden kann.

(7) Der Arzt darf einem Patienten mit schriftlicher Zustimmung der zuständigen Landesbehörde einmal pro Woche ein Rezept für die bis zu drei Tagen benötigte Menge des Betäubungsmittels nach Absatz 1 aushändigen, wenn der Patient seit mindestens zwölf Monaten an einer erfolgreichen Substitution teilnimmt und bei ihm über einen ausreichend langen Zeitraum weder ein Gebrauch von das Ziel der Substitution gefährdenden Stoffen noch sonst Anhaltspunkte für einen erneuten Mißbrauch von Betäubungsmitteln festgestellt wurden. Dabei hat der Arzt das Betäubungsmittel in einer zur parenteralen Anwendung nicht verwendbaren Zubereitung und in für die jeweiligen Anwendungstage abgeteilten Einzeldosen zu verschreiben. Die Behandlungstage sind auf dem Rezept anzugeben und durch die Apotheke auf den Einzeldosen zu vermerken. Der Arzt hat auf dem Rezept den Vermerk „Mit Zustimmung der Landesbehörde" anzubringen. Die Abgabe des Betäubungsmittels nach Absatz 1 darf nur gegen Vorlage des Personalausweises oder Reisepasses an den Substituierten persönlich erfolgen.

(8) Patienten, die den behandelnden Arzt für einen bestimmten Zeitraum nicht aufsuchen können und hierfür wichtige Gründe glaubhaft darlegen, kann der Arzt auf einem Betäubungsmittelrezept bestätigen, daß der Patient regelmäßig substituiert wird (Substitutionsbescheinigung). Auf der Substitutionsbescheinigung sind anzugeben:

1. Name, Vorname und Anschrift des Patienten, für den die Substitutionsbescheinigung bestimmt ist;
2. Ausstellungsdatum;
3. Menge des zu verschreibenden und zum unmittelbaren Verbrauch zu überlassenden Betäubungsmittels nach Absatz 1;
4. Gültigkeit: von/bis (längstens 30 Tage);
5. Name des ausstellenden Arztes, seine Berufsbezeichnung und Anschrift einschließlich Telefonnummer;
6. Unterschrift des ausstellenden Arztes.

Die Substitutionsbescheinigung ist mit dem Vermerk „Nur zur Vorlage beim Arzt" zu kennzeichnen. Teil I der Substitutionsbescheinigung erhält der Patient, Teil II übersendet der Arzt unverzüglich der für die Überwachung seines Betäubungsmittelverkehrs zuständigen Landesbehörde. Teil III verbleibt bei dem ausstellenden Arzt. Nach Vorlage des Teils I der Substitutionsbescheinigung und Überprüfung der Angaben zur Person durch Vergleich mit dem Personalausweis oder Reisepaß des Patienten kann eine Arzt die Substitution des Patienten nach den in den Absätzen 1 bis 4 festgelegten Regeln übernehmen. Der die zeitweilige Substitution übernehmende Arzt unterrichtet den behandelnden Arzt unverzüglich nach Abschluß der Substitution schriftlich über die durchgeführten Maßnahmen.

(9) Die Durchführung der in den vorstehenden Absätzen erforderlichen Maßnahmen einschließlich der Einbindung in eine Begleittherapie nach Absatz 2 ist vom behandelnden Arzt für jeden Patienten zu dokumentieren und der zuständigen Behörde anzuzeigen. Die Dokumentation ist auf Verlangen der zuständigen Landesbehörde zur Einsicht und Auswertung vorzulegen.

Änderung der NUB-Richtlinien in Anlage 2 („nicht anerkannt")

3. Intravasale Insufflation
bzw. andere parenterale Infiltration von Sauerstoff und anderen Gasen

Ergänzung der NUB-Richtlinien in Anlage 2 („nicht anerkannt")

14. Hyperthermiebehandlung der Prostata

15. Transurethrale Laseranwendung zur Behandlung der Prostata

Ergänzung der NUB-Richtlinien in Anlage 3 („nicht anerkannt")

Anlage 3 zu den NUB-Richtlinien

Untersuchungs- und Behandlungsmethoden, die der Bundesausschuß der Ärzte und Krankenkassen mangels für eine Beurteilung ausreichender Unterlagen *nicht* als neue Untersuchungs- und Behandlungsmethoden anerkannt hat.

Folgende Methoden können für eine ausreichende, zweckmäßige und wirtschaftliche Versorgung der Versicherten in der vertragsärztlichen Versorgung unter Berücksichtigung des allgemein anerkannten Standes der medizinischen Erkenntnisse (§§ 2 Abs. 1, 12 Abs. 1, 28 Abs. 1, 70 Abs. 1 und 72 Abs. 2 SGB V) nicht angewendet werden, da keine für die Beurteilung entsprechend diesen Richtlinien ausreichenden Unterlagen vorgelegt wurden und daher die Voraussetzungen für eine Anerkennung des diagnostischen und/oder therapeutischen Nutzens der Methode noch nicht vorliegen:

1. **Kombinierte Balneo-Phototherapie** (z. B. Psorimed/Psorisal, z. B. Tomesa)
2. **Thermotherapie der Prostata** (z. B. transurethrale Mikrowellentherapie der Prostata, TUMT).

Diese Änderungen und Ergänzungen werden mit der Bekanntmachung im Bundesanzeiger in Kraft gesetzt.

Köln, den 16. Februar 1994
Bundesausschuß der Ärzte und Krankenkassen
Der Vorsitzende
Schroeder-Printzen

Anm.: Diese Änderungen und Ergänzungen der NUB-Richtlinien sind durch Bekanntmachung im Bundesanzeiger am 25.3. in Kraft getreten.

15 Pharmakologische Grundlagen zu Methadon, LAAM und Naltrexon

15.1 Methadon/Levomethadon

Razemisches Methadonhydrochlorid

L-Polamidon® (Levomethadonhydrochlorid): Tropfen 10 ml (5 mg Levomethadon-HCl/ml; 1 ml = 25 Tropfen),

(1) Strukturformel/Strukturverwandtschaft

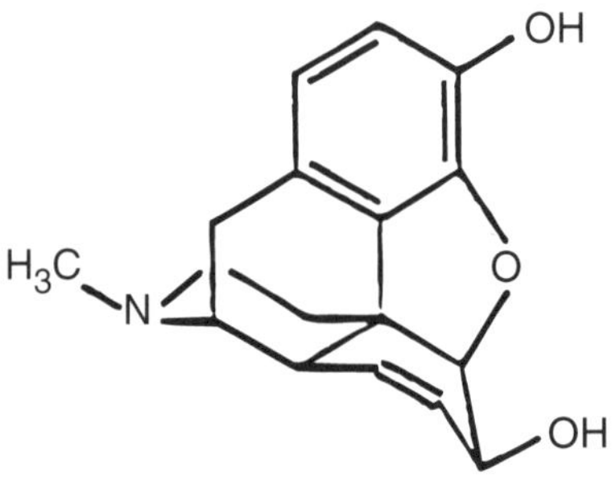

Morphin

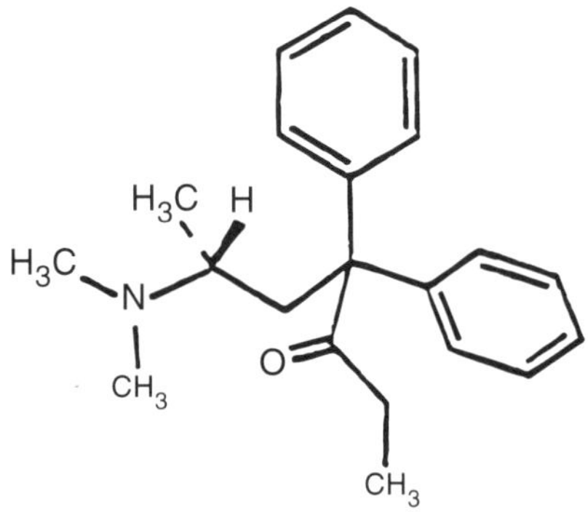

Levomethadon

(2) Wirkungsweise/Wirkungen

- agonistischer Angriff an den Opiatrezeptoren (voller μ-Agonist mit morphinähnlichem Wirkungsspektrum)
- hohe Diffusion durch die Bluthirnschranke (lipophil), 16 x stärker als Morphin (vergleichbar dem Heroin)
- Razemat (R,S-Enantiomer): doppelt so stark analgetisch wie Morphin
- Levomethadon (linksdrehendes R-Enantiomer): 4fach analgetischer als Morphin
- physische Abhängigkeit mit unterschiedlicher Toleranzentwicklung: relativ schnelle Abnahme der analgetischen Wirkung, nahezu unveränderte Wirkung auf die glatte Muskulatur (z.B. Myosis)
- Euphorie (hauptsächlich bei i.v. Applikation) und psychische Abhängigkeit treten erst nach wiederholter Gabe auf.

(3) Pharmakokinetik

- t_{max}: 4 h p.o.
- Wirkungseintritt : 20–30 min p.o.
- Wirkungsdauer: > 20 h
- Bioverfügbarkeit: < 90%
- Plasmaeiweißbindung: < 90%
- $t^1/_2$: 15 h (einmalige Verabreichung), 22 h (wiederholte Verabreichung)
- Metabolite: N-Demethylierung, Zyklisierung zu Pyrrolin- bzw. Pyrrolidin-Derivaten
- Elimination: Überwiegend Metabolite über Harn und Fäzes; beschleunigte Ausscheidung nach Ansäuern des Harns.

(4) Interaktionen mit

- anderen Opiaten, stark wirksamen Analgetika, Hypnotika/Sedativa oder Alkohol: Verstärkung der Nebenwirkungen insbesondere der Atemdepression
- Benzodiazepine wie Diazepam, Antimykotika, Antiarrhythmika, Kontrazeptiva: Hemmung des Metabolismus, dadurch Wirkungsverstärkung und -verlängerung
- Rifampicin, Carbamazepin, Phenytoin oder Phenobarbital: Entzugserscheinungen durch beschleunigten Metabolismus
- Pentazocin löst als partieller Opiatantagonist Entzugssymptome aus.

(5) Unerwünschte Wirkungen

- Übelkeit und Erbrechen, Sedierung
- Miosis
- Hemmung des Atemzentrums
- spastische Obstipation bei längerfristiger Gabe
- Störung der Libido und/oder der Potenz bei längerfristiger Gabe
- Hautreaktionen, Exanthem, Urtikaria, Kontaktdermatitis, Pruritus
- Kardiovaskuläre Störungen, Bradykardie, Hypotonie, orthostatische Kreislaufstörungen
- Tonuserhöhung verschiedener Schließmuskeln (Magen, Harnblase), Antidiurese der Gallengänge, der Pankreasgänge
- Bei vielen Arten von Koliken wird der Schmerz zwar unterdrückt, die Spastik der glatten Muskulatur jedoch verstärkt
- Entwicklung von physischer und psychischer Abhängigkeit
- Entzugserscheinungen vor allem beim abrupten Absetzen nach Langzeitgabe
- Überempfindlichkeitsreaktionen bis zum Schock.

(6) Hinweise

- Zu Beginn der Behandlung: Eingeschränktes Reaktionsvermögen, z. B. im Straßenverkehr und bei Bedienung von Maschinen besonders in Kombination mit Alkohol (Fahruntüchtigkeit umstritten)
- Bei längerfristiger Anwendung:
  spastische Obstipation
  Störung der Libido und/oder der Potenz
- Bei Atemdepression: Gabe eines Opiatantagonisten wie Naloxon (Narcanti®), notfalls Amiphenazol (Daptazile®), bei wiederkehrender Atemlähmung Wiederholung der Antidotgabe, evtl. Intubation und Beatmung
- Vorsicht bei Patienten mit allergischer Diathese
- Schwangerschaft und Stillzeit:
  Permeation von Methadon durch die Plazentaschranke, Entzugssymptome bei Föten und Neugeborenen, Übergang von Methadon in die Muttermilch (Verzicht auf Stillen).

15.2 Levacetylmethadol (LAAM)

Syn.: l-Acetylmethadol, Levomethadylacetat

(1) Strukturformel/Strukturverwandtschaft

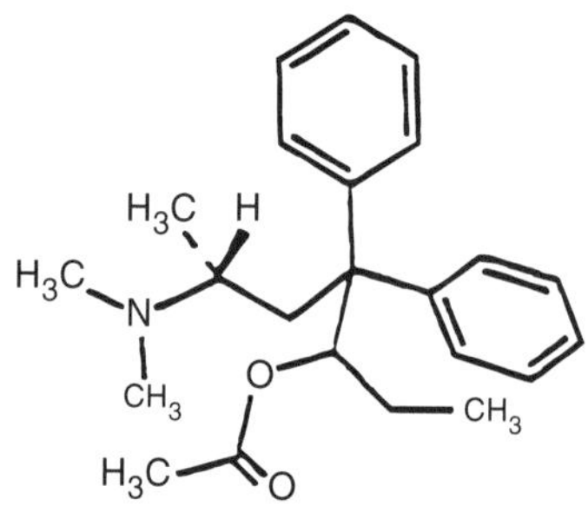

Levomethadon-Derivat Levacetylmethadol

(2) Wirkungsweise/Wirkungen

vgl. Levomethadon, Wirkdauer: ca. 48–72 Stunden (langsamer Einsatz)

(3) Pharmakokinetik

- Resorption aus dem Gastrointestinaltrakt
- Metabolite: Nor- bzw. Dinor-Levacetylmethadol (Plasma), Methadol und Normethadol (Urin)

15.3 Naltrexon

Nemexin® (50 mg Naltrexon-hydrochlorid)

(1) Dosierung

- Naltrexon löst bei Opiatabhängigen ein Entzugssyndrom aus. Aus diesem Grunde kann die Behandlung mit Naltrexon erst erfolgen, wenn vorher sichergestellt ist, daß der Patient opiatfrei ist bzw. mindestens 7–10 Tage keine Opiate genommen hat (Urinkontrolle oder Naloxontest). Für die Kontrolle wird empfohlen 0,2 mg Naloxonhydrochlorid zu injizieren; zeigen sich innerhalb von 30 s keine Entzugssymptome, sollen weitere 0,6 mg Naloxonhydrochlorid injiziert und der Patient über 30 min beobachtet werden. Erst nach negativem Ausfall des Tests kann mit der Behandlung mit Naltrexonhydrochlorid (25 mg p.o. = 1/2 Tabl.) begonnen werden; treten keine Entzugssymptome auf, kann die restliche halbe Tabl. gegeben werden.
- 1 Tabl. (= 50 mg) blockiert 25 mg Heroin i.v. für 24 Stunden, Intervalldosierung ist möglich. Dauer der Behandlung: mindestens 3 Monate.

(2) Strukturformel/Strukturverwandtschaft

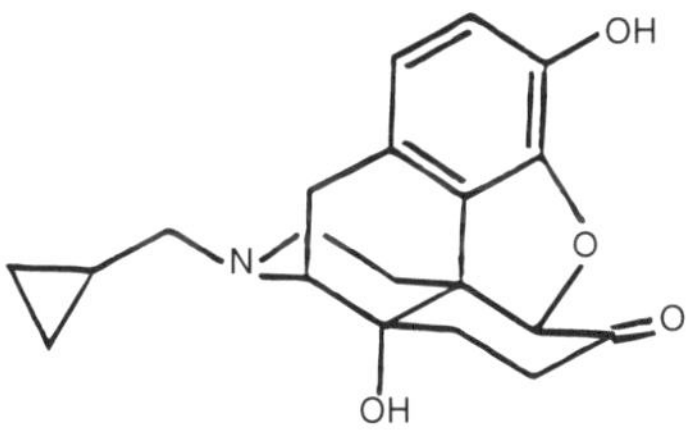

N-Cyclopropylmethyl-Morphinanderivat Naltrexon

(3) Wirkungsweise/Wirkungen

Kompetitive Hemmung der Morphinrezeptoren ohne intrinsische Aktivität mit längerer Wirkung als Naloxon.

(4) Pharmakokinetik

- Rasche und vollständige Resorption
- hoher First-pass-Effekt, der bei Langzeitopiatabhängigen wegen eingeschränkter Leberfunktion verringert ist; geringe Bioverfügbarkeit (20%)
- Plasmahalbwertszeit ($t^{1}/_{2}$): 4 h
- Halbwertszeit der Morphinrezeptorblockade: 3–4 Tage.

(5) Interaktionen

Verminderte Wirkung von opiodhaltigen Hustenmittel, Antidiarrhoika und Analgetika.

(6) Unerwünschte Wirkungen

entsprechen i.a. mit Ausnahme der nicht vorhandenen Atemdepression denen der Opiode. Insbesondere Potenzstörungen, Schlafstörungen, Angstzustände, Nervosität, Bauchschmerzen und -krämpfe, Übelkeit und Erbrechen, Antriebsschwäche, Gelenk- und Muskelschmerzen. Erhöhung der Leber-Transaminasen, reversible idiopathische thrombocytopenische Purpurea (erkennbar an Hautblutungen).

(7) Hinweise

- Eingeschränktes Reaktionsvermögen insbesondere in Kombination mit Alkohol. Alkohol ist während der Behandlung zu vermeiden.
- Strenge Indikationsstellung bei Schwangerschaft und während der Stillzeit.

16 Konzentrationen und Nachweisdauer verschiedener Suchtstoffe in Plasma- und Urinproben

	cPlasma (ng/ml)	**curin** (ng/ml)	**t½** (h)	**Det.urin*** (Tage)
Morphin/Heroin	10–100	100–1000	2–4	3–6
THC	2–70	20–200	20–50	14–30
Ampehtamine	20–100	200–4000	2–12	2–4
Kokain	100–300	300–5000	0,1–1	3–5
LSD	0,1–1	1–2	3–5	1–5

* Detektion im Urin mittels Immunoassay und/oder Gaschromatographie-Massenspektrometrie

17 Unterlagen zur Dokumentation

17.1 Beschreibung der Basisdokumentationen

EBIS-Basisdokumentation für ambulante Einrichtungen

Simon, R., Strobl, M. & Lehnitzk, Ch. (1992).
Systembeschreibung zum Programm EBIS-A, Version 4.0 (IFT-Manuale Bd. 26). München: IFT Institut für Therapieforschung.

SEDOS-Basisdokumentation für stationäre Einrichtungen

Lehnitzk, Ch. & Simon, R. (1994)
Systembeschreibung SEDOS, Version 2.0 (IFT-Manuale Bd. 28). München: IFT Institut für Therapieforschung.

Bezug der Dokumentationsbogen

Alle Materialien sind zu beziehen bei:
Schneider-Verlag Hohengehren
Wilhelmstr. 13
73660 Baltmannsweiler
Tel: 07153/41206; Fax: 07153/48761

17.2 EBIS-Dokumentationsbogen für ambulante Einrichtungen

Code

EBIS - R V4.0 BOGEN G (Grunddaten) (C) 1992 EBIS-AG, Hamm

1. Name/Geburtsname Vorname
2. Geb.Datum: 3. Staatsang.:
4. Konfession:
5. Beginn: Ende:
6. Geburtsort:
7. MitarbeiterIn: Az
8. Adressen Tel.
9. Vermittelt durch
10. Kontaktpersonen Status Tel.
11. Straffälligkeit ☐ Bewährung ☐ Auflagen ☐ in Haft ☐
12. Familien-/Partnersit. (Kinder, Geschwister, Klima)
13. Berufliche/Schulische Situation
14. Finanzielle Situation/Wohnsituation
15. Behandlungsbedürftige Problematik/Suchtmittel
16. Auslösendes Ereignis für Kontaktaufnahme
17. Bisherige Behandlung: Entwöhnung, Entgiftung
18. Prognose/Beendigung

RV Vers.nr. Az
KV Az
SH-Träger Az
Klinik

XYZ, W, V, U, T, SCH, S, QR, P, O, N, M, L, K, J, I, H, G, F, E, D, C, B, A

Betreuungsbeginn: Tag Monat Jahr

Betreuungsende: Tag Monat Jahr

BETREUUNGS-BEGINN

21. Geburtsjahr 19

22. in Betreuung wegen
0 keine Angaben
1 eigenem aktuellem schädlichen Gebrauch bzw. Abhängigkeit
2 Stabilisierung nach Entwöhnung
3 Partner/Fam.mitglied mit schädlichem Gebrauch/Abhängigkeit
4 unsystematischer Dauerbetreuung
5 sonstige Gründe

23. Wiederaufnahme
0 keine Angaben
1 nein
2 ja

25. Geschlecht
0 keine Angaben
1 männlich
2 weiblich

26. Familienstand
0 keine Angaben
1 ledig
2 verheiratet, zusammenlebend
3 verheiratet, getrenntlebend
4 verwitwet
5 geschieden

27. Kinderzahl
(unbekannt: 99)

28. Partnerbeziehung
0 keine Angaben
1 alleinstehend
2 zeitweilige Beziehung(en)
3 feste Beziehung(en)

29. zuletzt besucht
0 keine Angaben
1 Sonderschule
2 Hauptschule/
3 Gymnasium/Realschule etc.
4 Hochschule/FHS

30. Derzeit. Stand Schule/Studium

0 keine Angaben
1 in Schulausbildung/Studium
2 abgeschlossen
3 abgebrochen

31. Derzeitiger Stand Beruf

0 keine Angaben
1 in Berufsausbild.
2 abgeschlossen
3 abgebrochen
4 keine Ausbildung

32. Erwerbstätigkeit

0 keine Angaben
1 Auszubildende/r
2 Angestellte/r, Beamter/Beamtin
3 ArbeiterIn
4 FacharbeiterIn
5 Selbständige/r, FreiberuflerIn
6 mithelfende/r Fam.angehörige/r
7 Erwerbslose/r
8 Schüler/Student
9 Hausfrau/-mann
10 RentnerIn
11 Sonstige

33. Überwiegender Lebensunterhalt

0 keine Angaben
1 Erwerbstätigkeit
2 Arbeitslosengeld
3 Arbeitslos.hilfe
4 Rente/Pension
5 Sozialhilfe
6 Angehörige/r
7 Ausbildungsbeihilfe
8 Sonstiges

34. Arbeitssituation zu Beginn der Betreuung

0 keine Angaben
1 nicht berufstätig
2 berufstätig
3 in gekündigter Stellung
4 arbeitslos

wenn arbeitslos, seit wieviel Monaten (unbekannt: 99)

35. Zahl der Arbeitsstellen in den letzten 12 Monaten

(unbekannt: 99)

36. Beruflicher Abstieg

0 keine Angaben
1 nein
2 ja

37. Problematische Verschuldung

0 keine Angaben
1 keine
2 bis 5000 DM
3 5.001-10.000 DM
4 10.001-50.000 DM
5 50.001 und mehr

38. Nationalität

0 keine Angaben
1 Deutsche/r
2 BürgerIn eines EG-Landes
3 andere Nationalität

39. Herkunft (Ort der Geburt)

0 keine Angaben
1 alte Länder BRD
2 neue Länder BRD
3 Ost-AussiedlerIn (deutschstämmig)
4 Flüchtling/AsylbewerberIn
5 MigrantIn (aus anderen Ländern)

40. Vermittlung durch

0 keine Angaben
1 ohne Vermittlung
2 Familie/Freunde
3 Arbeitgeber/Betrieb/Schule
4 ärztliche Praxis
5 Krankenhaus
6 Selbsthilfe-/Abstinenzgruppe
7 Renten-/Krankenversicherung
8 Beratungsstelle/sozialer Dienst
9 Straßenverkehrsbehörde
10 Sozial-/Jugend-/Arbeitsamt
11 Justizbehörden
12 Sonstige

41. HIV-Status

0 keine Angaben
1 nicht infiziert
2 infiziert

42. Erste Kontakte/Auffälligkeiten im Zusammenhang mit der hier behandelten Problematik mit (Unzutreffende Rubriken bitte freilassen) — Jahr

01 Schule
02 Betrieb
03 ärztl. Praxis
04 Krankenhaus (+ Fachklinik)
05 PSB/ Suchtberatungsstelle
06 Gesundheitsamt
07 Sozial-/Jugend-Arbeitsamt
08 Polizei/Zoll
09 Justizbehörden
10 Sonstigen

Bitte hier Code aus der Liste der Institutionen (01-10) eintragen für den

ersten Kontakt
zweiten Kontakt

43. Klient befindet sich bei Betreuungsbeginn

0 keine Angaben
1 nicht in Haft
2 in U-Haft
3 in Strafhaft

44. Alter bei der ersten Verurteilung im Zusammenhang mit Suchtmitteln (nur für den Fall daß ein solches Urteil vorliegt)

45. Sonstige Verurteilungen

0 keine Angaben
1 nein
2 ja

46. Selbstmordversuch vor Betreuungsbeginn

0 keine Angaben
1 nein
2 ja, einmal
3 ja, mehrmals

47. Situation der Eltern

0 keine Angaben
1 keine Symptomatik
2 früher vorhanden
3 jetzt vorhanden

Schädl. Gebrauch von Suchtstoffen
Abhängigkeit von Suchtstoffen
Pathologisches Spielen
Eßstörungen

48. Situation der Geschwister

0 keine Angaben
1 keine Symptomatik
2 früher vorhanden
3 jetzt vorhanden

Schädl. Gebrauch von Suchtstoffen
Abhängigkeit von Suchtstoffen
Pathologisches Spielen
Eßstörungen

49. Situation des/r Partners/in

0 keine Angaben
1 keine Symptomatik
2 früher vorhanden
3 jetzt vorhanden

Schädl. Gebrauch von Suchtstoffen
Abhängigkeit von Suchtstoffen
Pathologisches Spielen
Eßstörungen

50. Behandlungsbedürftige Suchtprobleme
Störungen durch psychotrope Substanzen (F10 - F19), Eßstörungen (F50), Mißbrauch von Substanzen, die keine Abhängigkeit hervorrufen (F55) und pathologisches Spielen (F63)

Bitte tragen Sie alle zutreffenden Diagnosen als ICD-10-Code in die Felder der am rechten Seitenrand stehenden Tabelle ein. Die (ebis-interne) Spezifikation erfolgt in Spalte S als Ergänzung zum ICD-10-Code. Mit Jahr ist das Jahr des Beginns der jeweil. Störung gemeint.

Erläuterungen zur Syntax des ICD-10 :

Stelle 2+3+S	Bezeichnung nach ICD-10	Stelle 4	Stelle 5
F100	Alkohol	1 schädlicher Gebrauch	
F111 Heroin 112 Methadon 113 Codein-Präparate 114 Sonst. opiathaltige Mittel	Opioide		
F121 Haschisch 122 Marihuana	Cannabinoide	2 Abhängigkeitssyndrom	0 gegenwärtig abstinent 1 gegenwärtig abstinent, aber in beschützender Umgebung 2 gegenwärtige Teilnahme an einem ärztlich überwachten Ersatzdrogenprogramm (z.B.Methadon) 3 gegenwärtig abstinent, aber in Behandlung mit aversiven oder hemmenden Medikamenten (z.B. Naloxon/Disulfiram) 4 gegenwärtiger Substanzgebrauch 5 ständiger Substanzgebrauch 6 episodischer Substanzgebrauch
F131 Schlafmittel 132 Beruhigungsmittel	Sedativa/ Hypnotika		
F141 Kokain 142 Crack 143 Sonstige	Kokain		
F150	Andere Stimulantien		
F161 LSD 162 Mescalin 163 Sonst. Designer Drugs	Halluzinogene		
F170	Tabak		
F180	Flüchtige Lösungsmittel		
F190	Andere psychotrope Substanzen		
F500	Eßstörungen	0 Anorexia nervosa 1 atypische Anorexia 2 Bulimia nervosa 3 atypische Bulimia 4 Eßattacken bei anderen psychischen Störungen 5 Erbrechen bei psychischen Störungen 8 andere/nicht näher bezeichnete	
F550	Mißbrauch von Substanzen, die keine Abhängigkeit hervorrufen	0 Antidepressiva 1 Laxantien 2 Analgetika 3 Antazida 4 Vitamine 5 Stereoide/Hormone 6 best.Pflanzen/Naturhm. 8 andere/n.n.bezeichnete	
F631 Automatenspiel 632 Glücksspiel	Pathologisches Spielen		

Diagnosen

ICD-10 CODE F..... Stelle 2	3	S	4	5	Jahr

Hauptdiagnose:

51. Weitere psychische , körperliche oder Verhaltensstörungen

2 = ja, vorhanden	
Schule/Beruf	
Kommunikation/Partnerschaft/Sexualität	
Eltern/Kind-Konflikte	
Depression/Angst/Suizidalität	
Sonstige psychische Störungen	
Psychosomatische Störungen	
Suchtmittelbedingte Folgeerkrankungen	

Ist die Diagnose abgeschlossen, tragen Sie bitte hier die Ziffer 2 ein -------> | |

52. Bisherige stat. Entgiftungen

Anzahl --->

End-Datum der letzten Entgiftung — Monat | Jahr

Abschluß der Behandlung:

0 keine Angaben
1 planmäßig
2 unplanmäßig

53. Bisherige stat. Suchtbehandlungen

Anzahl --->

End-Datum der letzten Behandlung — Monat | Jahr

Abschluß der Behandlung:

0 keine Angaben
1 planmäßig
2 unplanmäßig

54. Bisherige ambul. Suchtbehandlungen

Anzahl --->

End-Datum der letzten Behandlung — Monat | Jahr

Abschluß der Behandlung:

0 keine Angaben
1 planmäßig
2 unplanmäßig

55. Maßnahmen

2 = ja, durchgeführt

- Krisenintervention
- psych./med./soz. Untersuchung
- Substitution
- BERATUNG
  - einzeln
  - in Gruppen
  - mit Partner/Familie
- BEHANDLUNG
  - einzeln
  - in Gruppen
  - mit Partner/Familie
- VERMITTLUNG IN
  - Entgiftung
  - stat. Einrichtung
  - [illegible]-Einricht.
  - Selbsthilfe-/Abstinenzgruppe
  - Sonstiges
- BEGL. MASSNAHMEN BEI
  - Entgiftung
  - station. Behandlung
  - Substitution
  - Psychiatr./Gefängn.

56. stat. Entwöhnung während der akt. ambul. Betreuung

Anzahl

Dauer (Wochen)

Abschluß:

0 keine Angaben
1 planmäßig
2 unplanmäßig

B E T R E U U N G S E N D E

58. Grund der Beendigung

0 keine Angaben
1 planmäßig
2 Weitervermittl.
3 Abbruch Einricht
4 Abbruch KlientIn
5 Sonstiges

59. Zahl der Kontakte mit ...

	allein	Gruppe
Klient		
Partner/Familie		
Klient + Partner/Familie		
Behörden/Ärzte/Arbeitgeber		

61. Schädl.Gebrauch/Abhängigkeit am Betreuungsende

0 keine Angaben
1 kein Problem seit Betr.beginn
2 abstinent
3 gebessert
4 unverändert
5 verschlechtert

62. Sozialverhalten am Betr.ende

0 keine Angaben
1 kein Problem seit Betr.beginn
2 gebessert
3 unverändert
4 verschlechtert

63. Psychische Probleme am Betreuungsende

0 keine Angaben
1 kein Problem seit Betr.beginn
2 gebessert
3 unverändert
4 verschlechtert

Z1. Zusatzfrage 1

0 keine Angaben
1 ....
2 ....
3 ....
4 ....
5 ....
6 ....
7 ....
8 ....
9 ....

Z2. Zusatzfrage 2

0 keine Angaben
1 ....
2 ....
3 ....
4 ....
5 ....
6 ....
7 ....
8 ....
9 ....

Z3. Zusatzfrage 3

0 keine Angaben
1 ....
2 ....
3 ....
4 ....
5 ....
6 ....
7 ....
8 ....
9 ....

Z4. Zusatzfrage 4

0 keine Angaben
1 ....
2 ....
3 ....
4 ....
5 ....
6 ....
7 ....
8 ....
9 ....

Z5. Zusatzfrage 5

0 keine Angaben
1 ....
2 ....
3 ....
4 ....
5 ....
6 ....
7 ....
8 ....
9 ....

Z6. Zusatzfrage 6

0 keine Angaben
1 ....
2 ....
3 ....
4 ....
5 ....
6 ....
7 ....
8 ....
9 ....

Z7. Zusatzfrage 7

0 keine Angaben
1 ....
2 ....
3 ....
4 ....
5 ....
6 ....
7 ....
8 ....
9 ....

Z8. Zusatzfrage 8

0 keine Angaben
1 ....
2 ....
3 ....
4 ....
5 ....
6 ....
7 ....
8 ....
9 ....

Datum	Code	Aktivitäten, Bemerkungen

Kontakte: Codes						
Kontakt mit	Einzel 1 in- ner halb	 2 aus- ser- halb	Gruppe 3 in- ner- halb	 4 aus ser- halb	5	6
1.Klient	11	12	13	14	15	16
2.Part- ner/Fa- milie	21	22	23	24	25	26
3.Klient und Partner/ Familie	31	32	33	34	35	36
4.Behör- den, Ärzte, Arbeit- geber ..	41	42	43	44	45	46
5.	51	52	53	54	55	56

Kontakte: Anzahl								
Jahr 19 ..	11/ 12	21/ 22	31/ 32	41/ 42	13/ 14	23/ 24	33/ 34	43/ 44

Datum	Code	Aktivitäten, Bemerkungen

Datenübernahme auf PC

Datum bis Frage

Bogen M angelegt für Medikament .....

1.
2.
3.
4.
5.
6.

17.3 SEDOS-Dokumentationsbogen für stationäre Einrichtungen

SEDOS - Erhebungsbogen
V. 2.0 (Patienten)

Name: ....

Vorname: ....

ggf. Geburtsname: ....

Geburtsdatum: ....

Geschlecht: ☐ männlich ☐ weiblich

Staatsangehörigkeit:...

Aufnahme-Nummer:

☐☐☐☐☐☐☐☐☐☐☐

Behandlungsbeginn:

Tag		Monat		Jahr	

Behandlungsende:

Tag		Monat		Jahr	

Legende zu Kostenträgern:

Renten-versicherung	01	BfA - Bundesversicherungsanstalt für Angestellte
	02	LVA Baden
	03	LVA Berlin
	04	LVA Brandenburg
	05	LVA Braunschweig
	06	LVA Freie und Hansestadt Hamburg
	07	LVA Hannover
	08	LVA Hessen
	09	LVA Mecklenburg/Vorpommern
	10	LVA Niederbayern-Oberpfalz
	11	LVA Oberbayern
	12	LVA Oberfranken und Mittelfranken
	13	LVA Oldenburg-Bremen
	14	LVA Rheinland-Pfalz
	15	LVA Rheinprovinz
	16	LVA für das Saarland
	17	LVA Sachsen
	18	LVA Sachsen-Anhalt
	19	LVA Schleswig-Holstein
	20	LVA Schwaben
	21	LVA Thüringen
	22	LVA Unterfranken
	23	LVA Westfalen
	24	LVA Württemberg
	25	Bahnversicherungsanstalt
	26	Seekasse
	27	Bundesknappschaft
Kranken-versicherung	1	Allgemeine Ortskrankenkasse (AOK)
	2	Betriebskrankenkasse (BKK)
	3	Innungskrankenkasse (IKK)
	4	See-Krankenkasse
	5	Landwirtschaftliche Krankenkasse
	6	Angestellten-Krankenkasse (DAK, BEK, usw.)
	7	Arbeiter-Ersatzkasse
	8	Privat-Krankenkasse
Sonstige Versicherung	9	Bundeswehr
	10	Bundespost
	11	Polizeibehörde
	12	Berufsgenossenschaft

Fragen zum Behandlungsbeginn

P10 Aufnahme aufgrund gesetzlicher Bestimmungen

1	Freiwillige Behandlung
2	Zurückstellung der Strafvollstreckung (§§ 35, 36, 38 BtMG)
3	Absehen von Verfolgung durch die Staatsanwaltschaft (§ 37 Abs. 1 BtMG)
4	Vorläufige Einstellung des Verfahrens (§ 37 Abs. 2 BtMG)
5	Unterbringung im Maßregelvollzug
6	Noch offenes Strafverfahren
7	Bewährungsauflage
8	Betreuung
9	Unterbringung nach Psych-KG oder Landesunterbringungsgesetz
10	Sonstiges

P11 Kostenträger

(Schlüssel-Nr. siehe Legende links)
(Pro Spalte ist nur ein Eintrag möglich)

	1. Kosten-träger		2. Kosten-träger	
Rentenversicherung (Schlüssel-Nr. eintragen)				
Krankenversicherung (Schlüssel-Nr. eintragen)				
Sonstige Versicherung (Schlüssel-Nr. eintragen)				
Selbstzahler/in (2 = trifft zu ->)				
Jugendhilfe (2 = trifft zu ->)				
Sozialhilfe (2 = trifft zu ->)				

P12 Aufnahmestatus

1	Suchtmittelfrei (klinischer Eindruck)
2	Suchtmittelfrei (Labortest)
3	Intoxikiert
4	Nicht suchtmittelfrei
5	Substituiert
6	Trifft nicht zu

P13 Die wievielte Aufnahme in dieser Einrichtung/Bereich?
(unbekannt = 99)

P14 Wartezeit bis Vorlage der Kostenzusage (in Wochen)
(unbekannt = 99)

P15 Institutionelle Wartezeit der Einrichtung (in Wochen)
(unbekannt = 99)

P16 Familienstand

1	Ledig
2	Verheiratet, zusammenlebend
3	Verheiratet, getrenntlebend
4	Verwitwet
5	Geschieden

P17 Kinderzahl (leibliche und angenommene Kinder)
(unbekannt = 99)

P18 Wieviele Kinder leben im Haushalt?
(unbekannt = 99)

P19 Einstellung zur Religion*
diese Frage ist optional beantwortbar

1	Interessiert
2	Gleichgültig
3	Ablehnend
4	Nicht zu ermitteln

P20 Zuletzt besuchte Schule

1	Sonderschule
2	Hauptschule
3	Realschule
4	Gymnasium
5	Polytechnische Oberschule
6	Gesamtschule
7	Berufsfachschule
8	FHS/Hochschule
9	Keine allgemeinbildende Schule besucht

P21 Höchster Schulabschluß

1	Sonderschulabschluß
2	Ohne Hauptschulabschluß
3	Hauptschulabschluß
4	Mittlere Reife
5	Polytechnische Oberschule (10. Klasse)
6	Fachhochschulreife
7	Hochschulreife
8	Anderer Schulabschluß

P22 Berufsausbildung

1	In Berufsausbildung/Umschulung
2	Abgeschlossen
3	Abgebrochen
4	Keine Ausbildung

P23 Überwiegender Lebensunterhalt

1	Erwerbstätigkeit
2	Krankengeld
3	Übergangsgeld
4	Arbeitslosengeld
5	Arbeitslosenhilfe
6	Rente/Pension
7	Ausbildungsbeihilfe
8	Sozialhilfe
9	Angehörige/r
10	Vermögen
11	Sonstiges

P24 Problematische Verschuldung

1	Keine
2	Bis 5.000 DM
3	5.001 - 10.000 DM
4	10.001 - 50.000 DM
5	50.001 - 100.000 DM
6	100.001 DM und mehr

P25 Verurteilungen im Zusammenhang mit Suchtmitteln
(2 = trifft zu, Mehrfachnennungen möglich)

	Keine Verurteilung
	Verkehrsdelikte, Führerscheinentzug
	Sachbeschädigung
	Delikte gegen Personen
	Beschaffungsdelikte
	BtM-Delikte

P26 Wieviele Monate insgesamt in Straf- und/oder Untersuchungshaft
(unbekannt = 999)

P27 Alter bei der ersten Verurteilung im Zusammenhang mit Suchtmitteln
(nur für den Fall, daß ein solches Urteil vorliegt)

P28 Suizidversuch vor der jetzigen stationären Aufnahme

1	Nein
2	Ja, einmal
3	Ja, mehrmals

P29 Wenn es einen Suizidversuch gegeben hat, in welchem Jahr erfolgte der letzte?

1	9		

P30 Von wem wurde das Suchtproblem angesprochen

1	Patient/in selbst	8	PSB/Suchtberatungsstelle
2	Freunden	9	Gesundheitsamt
3	Familie	10	Sozial-/Jugend-/Arbeitsamt
4	Schule	11	Polizei/Zoll
5	Betrieb	12	Justizbehörden
6	Ärztlicher Praxis	13	Selbsthilfe-/Abstinenzgruppe
7	Krankenhaus/Fachklinik	14	Sonstige

Bitte hier Code aus der Liste der Institutionen angeben (01-14) für:

		1. Anstoß
		2. Anstoß

P31 Bisherige ambulante und stationäre Entgiftungen
Code für den Abschluß der Behandlung:
1 = planmäßig 2 = unplanmäßig

Anzahl:				
End-Datum der letzten Entgiftung (Monat/Jahr):				
Abschluß der Behandlung:				

P32 Bisherige ambulante suchtbezogene Therapien

Anzahl:				
End-Datum der letzten amb. Therapie (Monat/Jahr):				
Abschluß der Behandlung:				

P33 Bisherige stationäre Entwöhnungsbehandlungen

Anzahl:				
End-Datum der letzten stat. Entwöhnung (Monat/Jahr):				
Abschluß der Behandlung:				

P34 Soziales Umfeld im Hinblick auf Suchtproblematik
Code 1 = keine Symptomatik 2 = früher vorhanden 3 = jetzt vorhanden 4 = trifft nicht zu

	Partner/in	Mutter	Vater	Geschwister	Kinder
Schädl. Gebrauch von Suchtstoffen					
Abhängigkeit von Suchtstoffen					
Pathologisches Spielen					
Eßstörungen					

Fragen, die sowohl zu Behandlungsbeginn als auch bei Behandlungsende gestellt werden

P35/36 Erwerbstätigkeit
(pro Spalte ist je eine Antwort möglich)

Behandlungsbeginn		Behandlungsende
1	Auszubildende/r	1
2	Arbeitsbeschaffungsmaßnahme (ABM)	2
3	Angestellte/r	3
4	Beamter/in	4
5	Arbeiter/in	5
6	Facharbeiter/in	6
7	Selbständige/r, Freiberufler/in	7
8	Mithelfende/r Familienangehörige/r	8
9	Erwerbslose/r	9
10	Schüler/in, Student/in	10
11	Hausfrau/-mann	11
12	Rentner/in, Pensionär/in	12
13	Sonstige	13

P37 Wenn arbeitslos, seit wieviel Monaten?
(unbekannt = 999)

P38 Zahl der Arbeitsstellen in den letzten 24 Monaten
(unbekannt = 99)

P39 Wenn Erwerbsperson, ...

Rückkehr zum alten Ausbildungs-/Arbeitsplatz	1
Neuer Ausbildungs-/Arbeitsplatz	2
Berufliche Rehabilitation/Umschulung	3
Arbeitslos	4
Arbeitsunfähig	5

P40 Institutionelle Vermittlung

P41 Vorbereitung

P42 Weitere Betreuung/Behandlung vereinbart

1. Spalte = Vermittlung
2. Spalte = Vorbereitung
3. Spalte = Weitere Betreuung/Behandlung

(pro Spalte ist je eine Antwort möglich, in den geschwärzten Kästchen keine Einträge möglich)

Behandlungsbeginn P40	P41		Behandlungsende P42
1	1	Ohne/keine	1
2	2	Betrieblicher Sozialdienst	
3	3	Ärztliche Praxis	
4	4	Niedergelassene/r Therapeut/in	
5	5	Psychiatrie	
6	6	Motivationsbereich Sucht (im Haus)	
7	7	Stationäre Entgiftungseinrichtung	7
8	8	Stationäre Entwöhnungseinrichtung	8
9	9	Sonstiges Krankenhaus	
10	10	PSB/Suchtberatungsstelle/ Ambulanz	
11	11	Sonstige Beratungsstellen	
12	12	Betreutes Wohnen/Heim	12
13	13	Übergangseinrichtung	
14		Rentenversicherungsträger/ Krankenkasse	
15		Gesundheitsamt	
16		Justizbehörden	
17		Sonstige Verwaltung	
18		Jugendhilfeeinrichtung	
		Ambulante Nachsorge	19
		Ambulante Rehabilitation	20
		Stationäre Nachsorge	21
		Adaption	22
		Tages-/Nachtklinik	23
		Jugendhilfewohngruppe	24
25	25	Selbsthilfe-/Abstinenzgruppe	25
26	26	Sonstige	26

P43/44 Partnersituation

(pro Spalte ist je eine Antwort möglich)

Behandlungsbeginn		Behandlungsende
1	Alleinstehend	1
2	Zeitweilige Beziehung(en)	2
3	Feste Beziehung	3

P45 Wenn eine feste Beziehung besteht, zu dem/der gleichen Partner/in wie zu Beginn der Behandlung?

Nein	1
Ja	2

P46/47 Lebt zusammen mit

(2 = trifft zu, Mehrfachnennungen möglich)

	Partner/in	
	Kind/ern	
	Eltern	
	Anderen Angehörigen	
	Freunden/Bekannten	
	Sonstigen	
	Trifft nicht zu	

P48/49 Wohnsituation

(pro Spalte ist je eine Antwort möglich)

1	In eigener/gemieteter Wohnung/Haus	1
2	In anderer Wohnung	2
3	Betreutes Wohnen	3
4	Heim/Anstalt/Klinik	4
5	In Straf-/Untersuchungshaft	5
6	Wohnungslos	6
7	Sonstiges	7

Fragen zum Behandlungsende

P50 Behandlungsformen während des Aufenthalts in dieser Einrichtung

(2 = trifft zu, Mehrfachnennungen möglich)

Ambulante Behandlung	
Stationäre Entgiftung	
Motivationsbehandlung	
Stationäre Entwöhnung	
Adaption	
Tagesklinische Behandlung	
Stationäre Nachsorge	
Langzeitbetreuung Mehrfachgeschädigter	
Sonstiges	

P51 Rückfall während der Behandlung?

(2 = trifft zu, Mehrfachnennungen möglich)

Kein Rückfall	
Rückfall mit illegalen Drogen	
Rückfall mit Medikamenten	
Rückfall mit Alkohol	
Rückfall mit Nikotin	
"Rückfall" Spielen	
"Rückfall" bzgl. Eßstörungen	
Sonstige Formen	

P52 Wenn es einen Rückfall gegeben hat, wie war die Reaktion darauf?

Fortsetzung der Behandlung	1
Bearbeitg. i. Rahmen eines Rückfallkonzepts	2
Sonstige Reaktion durch die Einrichtung	3
Interne Verlegung	4
Weitervermittlung	5
Sofortige Entlassung	6
Entlassung nach mehr als einem Rückfall	7
Abbruch durch den/die Patient/in	8

P53 Positive oder belastende Ereignisse im letzten halben Jahr

(2 = trifft zu, Mehrfachnennungen möglich, in den geschwärzten Kästchen keine Einträge möglich)

	+	-
Neuer Arbeitsplatz		
Verlust der Arbeit		
Prüfung		
Neue Beziehung		
Heirat		
Geburt eines Kindes		
Genesung von einer Krankheit		■
Krankheit/Unfall/Behinderung	■	
HIV-Testergebnis erfahren		
Kein Rückfall		■
Rückfall	■	
Stationäre psychiatrische Behandlung	■	
Entlassg. aus stat. psychiatr. Behandlg.		■
Gerichtsverhandlung		
Verhaftung/Gefängnis	■	
Entlassung aus Haft		■
Tod eines nahestehenden Menschen		
Wechsel der Wohnung/neue Wohnung		
Verlust der Wohnung		
Ende einer persönlichen Beziehung		
Suizidversuch	■	
Sonstiges Ereignis		

P54 Art der Beendigung

Planmäßig	1
Beendigung durch Patient/in	2
Disziplinarisch	3
Verlegung/Vermittlung	4
Vorzeitig auf therapeutische Veranlassung	5
Vorzeitig mit therapeutischem Einverständnis	6
Vorzeitig gg. therapeutisches Einverständnis	7
Verstorben	8
Sonstiges	9

P55 DIAGNOSEN

Psychotrope Substanzen (F10 - F19)
Stelle 4:
1 = schädlicher Gebrauch (5. Stelle = 0)
2 = Abhängigkeitssyndrom
Stelle 5:
0 = gegenwärtig abstinent
1 = gegenwärtig abstinent, aber in beschützender Umgebung (z.B. Krankenhaus, therapeutische Gemeinschaft)
2 = gegenwärtige Teilnahme an ärztlich überwachtem Ersatzdrogenprogramm (z.B. Methadon)
3 = gegenwärtig abstinent, aber in Behandlung mit aversiven oder hemmenden Medikamenten (z.B. Naloxon od. Disulfiram)
4 = gegenwärtiger Substanzgebrauch
5 = ständiger Substanzgebrauch
6 = episodischer Substanzgebrauch

Mißbrauch von Substanzen (F55)
Stelle 4:
0 = Antidepressiva
1 = Laxantien
2 = Analgetika
3 = Antacida
4 = Vitamine
5 = Steroide oder Hormone
6 = bestimmte pflanzliche oder Naturheilmittel
9 = andere/nicht näher bezeichnete Substanzen

Eßstörungen (F50)
Stelle 4:
0 = Anorexia nervosa
1 = atypische Anorexia nervosa
2 = Bulimia nervosa
3 = atypische Bulimia nervosa
4 = Eßattacken bei anderen psychischen Störungen
5 = Erbrechen bei anderen psychischen Störungen
8 = andere/nicht näher bezeichnete Eßstörungen

Pathologisches Spielen (F63.0)
bitte hier nur Jahr des Beginns eintragen, wenn Diagnose zutrifft

jemals i.v.- Konsum?
2 = trifft zu

seit 19..:
Jahr des Beginns der Störung eintragen

Sonstige psychische Störungen (nach ICD-9)
bis zu 4 Diagnosen sind einzutragen

Somatische Störungen (nach ICD-9)
bis zu 4 Diagnosen sind einzutragen

Eingangsdiagnosen (retrospektiv)

Diagnosen ICD-10	Substanzen	ICD-10 Code F Stelle 2+3	Stelle 4	Stelle 5	i.v.-Konsum	seit 1	9
Alkohol		10					
Opioide	Heroin	11					
	Methadon	11					
	Codein-Präparate	11					
	Sonstige opiathaltige Mittel	11					
Cannabinoide	Haschisch/Marihuana	12					
Sedativa/Hypnotika	Schlafmittel	13					
	Beruhigungsmittel	13					
Kokain	Kokain	14					
	Crack	14					
	Sonstige	14					
Andere Stimulantien		15					
Halluzinogene	LSD	16					
	Mescalin	16					
	Sonstige Designer Drugs	16					
Tabak		17					
Flüchtige Lösungsmittel		18					
Andere psychoaktive Substanzen		19					
Mißbrauch von Substanzen, die keine Abhängigkeit hervorrufen		55					
Eßstörungen		50					
Pathologisches Spielen	Automatenspiel	63	0				
	Glücksspiel	63	0				
SUCHTSPEZIFISCHE HAUPTDIAGNOSE nach ICD-10 (die für die Therapie wichtigste Diagnose)							

wesentliche Folge- und Begleiterkrankungen

Diagnosen ICD-9	Name der Störung	Stelle 1	2	3	4	5
Sonstige psychische Störungen						
Somatische Störungen						

17.4 Zusatzfragen zum Themenkomplex „Substitution“

Bisherige Substitutionsbehandlungen

1. Bisherige Substitution mit welchen Substanzen?
   keine Angabe
   Methadon/Polamidon
   Codein/Remedacen/DHC
   Sonstige
2. Anzahl der Behandlungen: . . . .
3. Dauer der Behandlungen insgesamt: . . . . Monate
4. End-Datum der letzten Behandlung: . . . .
5. Abschluß der letzten Behandlung
   keine Angaben
   planmäßig
   unplanmäßig
6. Bisherige psychiatrische Behandlungen:
   keine Angaben
   nein
   ja
   wenn ja:
   Dauer der stationären Behandlungen insgesamt: . . . . Monate
   Dauer der ambulanten Behandlungen insgesamt: . . . . Monate
   End-Datum der letzten Behandlung: . . . .

Substitution

7. Beginn der Behandlung: . . . .
8. Behandlungsvereinbarung:
   Zeitlich nicht befristete Substitution (gemäß Standard 31. 1–4)
   Befristete Substitution (gemäß Standard 32)
   Kurzzeitig befristete Substitution (Überbrückung); (gemäß Standard 34)
9. Behandlung mit justitiellen Auflagen:
   BtMG §§ 35–37
   Bewährungsauflagen
   sonstige
   (1) keine Angaben; (2) nein; (3) ja

10. Behandlungssetting für die medizinischen, psychotherapeutischen und sozialen Maßnahmen (gemäß Standard 11):
    eine Einrichtung (Modell 1)
    Verbund verschiedener therapeutischer Einrichtungen (Modell 2)

11. Psychotherapeutische und soziale Maßnahmen
    Allgemeine Beratung
    Soziale und lebenspraktische Hilfen
    Strukturierte Sozial-/Psychotherapie
    Themenzentrierte Gruppen
    Selbsthilfegruppen
    Strukturierte Tagesbetreuung
    Freizeitmaßnahmen
    Beschäftigungsprojekte
    offener Bereich/Treff
    aufsuchende Betreuung
    Sonstige
    (1) regelmäßig gemäß Therapieplan; (2) nicht erforderlich; (3) Mitarbeit verweigert

17.5 Zusatzfragen zum Themenkomplex „Bewertung der Therapieergebnisse“

Es handelt sich im folgenden um einen Auszug (Standards 232–238) aus den Dokumentationsstandards 2 für die Behandlung von Abhängigen der Deutschen Gesellschaft für Suchtforschung und Suchttherapie (1992). Die Zahlen in Klammern beziehen sich auf Standards aus diesem Text:

(232.) Bewertung des Umgangs mit der Sucht

Für substituierte Patienten:

++ regelmäßig kontrollierte Einnahme eines Substitutionsmittels im letzten halben Jahr
und
negative Urinproben im letzten halben Jahr.

\+ regelmäßig kontrollierte Einnahme eines Substitutionsmittels im letzten halben Jahr
und
maximal drei drogenpositive Urinproben im letzten halben Jahr
und
Bemühung von seiten des Patienten, den Substanzgebrauch zu beenden (195).

– regelmäßige kontrollierte Einnahme eines Substitutionsmittels im letzten halben Jahr
und
mehr als drei drogenpositive Urinproben im letzten halben Jahr.

– – unregelmäßige kontrollierte Einnahme eines Substitutionsmittels im letzten halben Jahr
und
überwiegend positive Urinproben im letzten halben Jahr.

0 Angaben des Patienten reichen für Einstufung nicht aus.

Hinweis zu Standard 232

Sollte sich im Verlauf der Behandlung das Therapieziel geändert haben, muß dies bei der Bewertung berücksichtigt werden.
Patienten, die im Katamnesezeitraum in Haft oder Therapie waren, werden trotzdem nach o.g. Kriterien bewertet.

(233.) Bewertung des gesundheitlichen Zustands

++ Keine Suchtfolge- oder andere Krankheiten/Beschwerden (171)
und
bei der subjektiven Einschätzung des Gesundheitszustandes die Werte 1 oder 2 (173).

\+ Suchtfolge- und/oder andere Krankheiten/Beschwerden, die die Lebensführung nicht oder nur gering beeinträchtigen (171, 172)
und
bei der subjektiven Einschätzung des Gesundheitszustandes keine Werte größer 3 (173).

– a) Suchtfolge- und/oder andere Krankheiten/Beschwerden, die die Lebensführung nicht oder nur gering beeinträchtigen (171, 172), jedoch bei der subjektiven Einschätzung des Gesundheitszustandes Werte größer 3 (173),
oder
b) Suchtfolge- und/oder andere Krankheiten/Beschwerden, die die Lebensführung beeinträchtigen (171, 172), unabhängig von der subjektiven Einschätzung des Gesundheitszustandes (173).

– – Suchtfolge- und/oder andere Krankheiten/Beschwerden, die die Lebensführung erheblich beeinträchtigen (hier auch Suizidversuche) (171, 172, 166), unabhängig von der subjektiven Einschätzung des Gesundheitszustandes (173).

0 Angaben des Patienten reichen für Einstufung nicht aus.

Hinweis zu Standard 233

HIV-Infektionen ohne körperliche Beschwerden werden nicht berücksichtigt.

(234.) Bewertung der sozialen Integration

++ Integration in ein unterstützungsfähiges soziales Umfeld (158)
und
keine oder nur geringfügige Belastung durch Einzelprobleme (163, 164).

\+ Teilweise Integration in ein unterstützungsfähiges soziales Umfeld (158)
und
deutliche Belastung durch Einzelprobleme (163, 164).

– Teilweise Integration in ein unterstützungsfähiges soziales Umfeld (158)
und
erhebliche Belastung durch Einzelprobleme (163, 164).

– – Keine Integration in ein unterstützungsfähiges soziales Umfeld (158).

0 Angaben des Patienten reichen für Einstufung nicht aus.

(235.) Bewertung der beruflichen Integration

++ Im letzten halben Jahr ununterbrochenes Beschäftigungsverhältnis (138)
– auf einem Niveau, welches der früheren beruflichen Tätigkeit entspricht oder darüber liegt (141)
und
– bei tarifüblicher Entlohnung (140).

\+ Bestehendes Beschäftigungsverhältnis (142), das durch mindestens eine der folgenden Bedingungen charakterisiert ist:
– unter dem Niveau der früheren beruflichen Tätigkeit liegend (141),
– Entlohnung geringer als tarifüblich (140).

– Kurzzeitarbeitslosigkeit (Empfänger von Arbeitslosengeld) (142).

– – Langzeitarbeitslosigkeit (Empfänger von Arbeitslosen-/Sozialhilfe) (142).

0 Angaben des Patienten reichen für Einstufung nicht aus.

X Dimension auf Patient nicht anwendbar.

Hinweis zu Standard 235

Schule, Studium und Ausbildung werden wie Arbeitsverhältnisse gewertet.
Selbständige werden den Beschäftigten zugeordnet.
Hausfrauen, die vor der Behandlung erwerbstätig waren, werden wie Arbeitslose eingestuft.
Rentner und Hausfrauen, die auch vor der Behandlung nicht erwerbstätig waren, werden mit „X" eingestuft.

(236.) Bewertung der Lebenszufriedenheit

++ Werte 1, 2 oder 3 auf der Dimension allgemeine Lebenszufriedenheit (174)
und
auf den Dimensionen Gesundheit (173), soziale Einbindung (149, 159) und berufliche Situation (146) keine Werte größer 3.

\+ Werte 1, 2 oder 3 auf der Dimension allgemeine Lebenszufriedenheit (174)
und
auf den Dimensionen Gesundheit (173), soziale Einbindung (149, 159) und berufliche Situation (146) höchstens ein Wert größer 3.

– Werte 3 oder 4 auf der Dimension allgemeine Lebenszufriedenheit (174)
und
auf den Dimensionen Gesundheit (173), soziale Einbindung (149, 159) und berufliche Situation (146) höchstens ein Wert größer 3.

– – „Schlechtere" Werte als bei der Einstufung „–".

0 Angaben des Patienten reichen für Einstufung nicht aus.

(237.) Bewertung des Legalverhaltens

++ Keine strafgerichtlichen Verurteilungen (175).

\+ Geringfügige Straftaten, sofern kein Zusammenhang mit Sucht erkennbar ist (z.B. Verkehrsdelikte) (175).

– Geringfügige Straftaten im Zusammenhang mit Sucht (z.B. geringfügige Vermögensdelikte, Verkehrsdelikte unter Alkoholeinfluß) (175).

– – Deliktunabhängig alle strafgerichtlichen Verurteilungen, die zu einer vollzogenen Freiheitsstrafe und/oder einer Unterbringung führten (177).

0 Angaben des Patienten reichen für Einstufung nicht aus.

(238.) Gesamtbewertung

	1 Umgang mit Sucht	2 Gesund-heitlicher Zustand	3 Soziale Integration	4 Berufliche Integration	5 Lebenszu-friedenheit	6 Legalver-halten
++						
+						
–						
––						
0						
X						

Die zutreffende Beurteilungskategorie wird für jeden der sechs Bereiche zur Beurteilung der gegenwärtigen Situation oder des Therapieerfolgs gemäß den Ergebnissen aus Standards 232–237 angekreuzt. „X“ bedeutet, daß die Kategorie nicht zutrifft.

18 Bezugsadresse für den Materialienband

Der Materialienband mit den Kommentaren von Experten, Behörden und Verbänden zur Entwurfsfassung kann gegen eine Gebühr von DM 10.– (einschließlich Rückporto) angefordert werden:

IFT Institut für Therapieforschung
Parzivalstraße 25
80804 München
Tel.: 089-3608040
Fax.: 089-36080469